U0014890

PILATES & CORE REHAB

H₂O 原水文化

彼拉提斯 與 核心復健運動

【暢銷珍藏版】

改善 背痛 舒壓 塑身 的身體療法

台灣醫界首位引進彼拉提斯　萬芳醫學中心復健部主治醫師
邱俊傑&PILATES 核心復健團隊◎著

[動作示範]

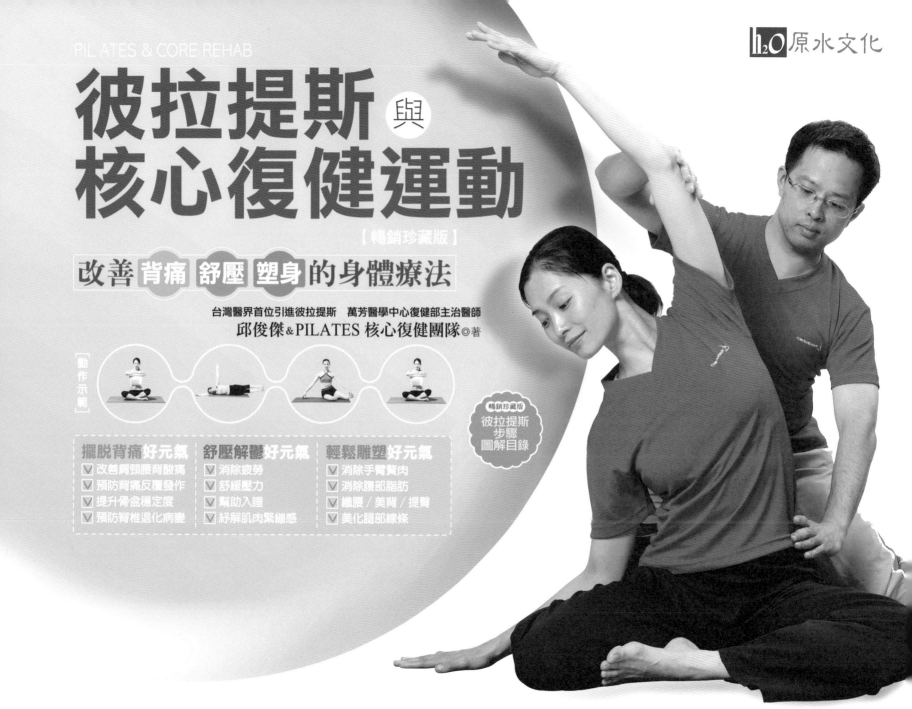

暢銷珍藏版
彼拉提斯
步驟
圖解目錄

擺脱背痛好元氣
- ☑ 改善肩頸腰背酸痛
- ☑ 預防背痛反覆發作
- ☑ 提升骨盆穩定度
- ☑ 預防脊椎退化病變

舒壓解鬱好元氣
- ☑ 消除疲勞
- ☑ 舒緩壓力
- ☑ 幫助入睡
- ☑ 紓解肌肉緊繃感

輕鬆雕塑好元氣
- ☑ 消除手臂贅肉
- ☑ 消除腰部脂肪
- ☑ 纖腰 / 美背 / 提臀
- ☑ 美化腿部線條

本書作者群簡介　　　［專業指導］

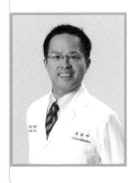

邱俊傑 醫師

【現任】萬芳醫學中心復健部主治醫師／台北醫學大學醫學系講師／康伯拉思國際體研顧問及指導老師

【專長】脊椎疾患及腰背疼痛／Pilates・下背痛核心復健運動／運動傷害／骨骼肌肉超音波檢查

【經歷】台大醫院復健部兼任主治醫師／美國加州大學爾灣醫學中心復健部研究／美國西北大學芝加哥復健醫院脊椎暨運動傷害復健中心研究

［動作示範］

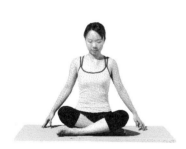

陳祐榕 物理治療師

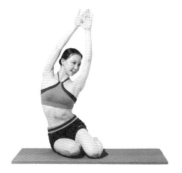

蔡雅雯 物理治療師

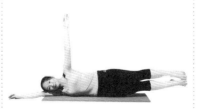

唐幼馨 運動教練

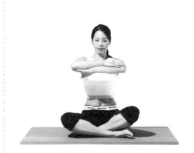

尤敏惠 運動教練

彼拉提斯 傳遞健康與美麗

當出版社告訴我《彼拉提斯與核心復健運動》要改版發行，心裡很高興這本書一直持續受到大家的喜愛。「持續」，一個好的、有價值的事能夠持續，是很讓人開心的。回想起來，接觸彼拉提斯、引進彼拉提斯、推動核心復健運動，至今已經 18 個年頭，這樣的課程仍然持續著，在萬芳醫院已經有數千位學員接受過這樣的課程，學員們很喜歡它，也常介紹自己的親朋好友來上課；看著學員們的進步及身體力行；學員對我們團隊的感謝；更多人了解核心肌群的觀念；了解可以藉由適當且有用的運動從根本改善自己的問題；這些都是有價值而令人開心的事，也是本書要傳遞給大眾的觀念、知識、與實用的內容。所以對於能受到大家的肯定，要改版發行，覺得很開心。

彼拉提斯（Pilates）是一項我很喜歡的運動，我不僅常推薦它，我也教導彼拉提斯運動，我自己也在閒暇時做此運動。這些年來，我自己的體態改變很多，朋友都覺得我愈來愈年輕，很多拿著 2004 年出版的書來我門診的病友，也說我看來比書上年輕多了，也比較瘦。彼拉提斯的好處除了是一個很好的肢體及核心肌群的訓練，可以雕塑曲線，紓解壓力，訓練正確的姿態；我覺得更重要的是學習彼拉提斯運動中一些很棒很健康的動作原則，把這些對身體的感覺及動作模式帶入你的身體，帶入你的日常生活中。我們在教彼拉提斯時，很重視把這些動作原則傳遞到學員身上，所以很多人說我們的教法很細緻，很不一樣。另一方面，彼拉提斯也可用來提升運動能力的表現，打高爾夫球的老虎伍茲就是彼拉提斯的愛好者；我們也曾訓練過國內的職棒選手、籃球選手；值得一提的是，彼拉提斯也是擁有令人讚嘆肢體表演的太陽劇團某些團員用來調整或訓練身體的運動，他們第一次到台灣演出期間，每週都會到康伯拉思國際體研做彼拉提斯的訓練。

還有一件開心的事是彼拉提斯並沒有因為流行過後而消退，反而更加盛行，更加專業化。國內不僅學員人口持續增加，專業師資與專業的機構也持續在推廣這些好的理念。除了萬芳醫院的彼拉提斯課程一直很受歡迎；也有大學採購完整彼拉提斯器械，讓相關科系的學生深入研修；另外也有許多像康伯拉思這樣具國際水準的專業教室成立，提供彼拉提斯的愛好者，更多專業的課程。期望藉由本書，藉由這個運動，讓健康與美麗一直傳遞下去。

邱俊傑

萬芳醫學中心復健部主治醫師

背痛的健康新希望

2001年9月，醫院送邱醫師赴美進修一年，進修「脊椎及運動傷害復健」。回國後，當我問他在美國做脊椎及背痛的復健和台灣有什麼不同？這一年學到了什麼？邱醫師告訴我學到兩大主題，其中之一就是「Pilates 復健」和「核心復健」。

「在美國，復健的目的除了希望病人不痛之外，更重視如何能恢復病患的日常生活功能，如何能讓背痛不要再復發。要達到這個目標，則非得要透過病人主動運動復健自己的身體不可。」

近年來醫學研究的一些結論，讓下背痛的運動治療有了觀念上的改變，於是產生了「核心復健」的觀念。另外，邱醫師在芝加哥復健醫院也學習「Pilates 復健」，以「Pilates 器械」幫病人做復健。當下，我就在心中盤算著，應該把這些美國的經驗引進到萬芳醫院。

於是醫院從美國購買了整套的「Pilates 器械」，邱醫師負責籌備規劃，經過了九個月的人員培訓和準備，「運動復健中心」於 2003 年 8 月開幕，鼓勵背痛的病人除了藥物、電療等的治療之外，還可以更進一步做運動復健的治療，由醫療團隊指導安全有效的運動復健課程。

這一年來，病患的反應很不錯，從去年第一個月有 42 位學員，到現在一個月約有 180 位學員；也由一開始針對下背痛病患設計的「核心復健班」，逐漸增加針對上班族肩頸舒壓及健身塑身族群設計的「Pilates 健身班」；今年夏天，為培養兒童正確姿態的習慣也開設了「兒童背部運動及姿態矯正班」，希望能預防勝於治療。這一年來，可以看出來邱醫師及整個 Pilates 核心復健團隊相當用心，提供不同族群，實際可行的運動課程。

邱醫師在萬芳醫院服務邁入第六年，在專業上時時求進步，在學術研究上也不遺餘力。這本書中，介紹了許多脊椎保健的正確觀念及核心復健的概念，並詳細描述出實際改善背痛、雕塑曲線及舒緩壓力的運動計劃，相信可以提供讀者很多的幫助。（**本文原刊於 2004 年 8 月初版序**）

邱文達

前台北醫學大學校長・萬芳醫學中心院長
前行政院衛生福利部部長

健康從紓壓、呼吸、運動開始

健康，是現代每個人的重要課題，大家都很關心。然而要促進健康，自己的角色與態度是很重要的。太多人只忙碌於工作，忽略了身體發出的警訊，整天在狹小的電腦前工作，忘了身體要保持運動；生活壓力沉重、肩頸緊繃，卻忘了停下腳步為自己做幾個舒服的深呼吸。我很重視健康與養生，也常傳遞保健的觀念給民眾；希望大家要懂得為自己的健康多付出一些時間，傾聽自己身體的聲音，了解一些健康養生的觀念與方法，身體力行，你會發現生活將有很大的不同，精神飽滿、神采奕奕，人也整個年輕起來。

腰酸背痛是個很常見的問題，困擾著許多人，下背痛也是僅次於感冒，佔全國全年求診問題的第 2 名。

引起腰酸背痛的原因很多，其中與現代人的坐式生活習慣，身體缺乏運動，長時間姿態不良，緊張的生活及壓力，有很密切的關係；要根本遠離腰酸背痛的困擾，一定要確實地改善這些因素。

另外，近年來的醫學研究發現，下背痛的問題與核心肌群的功能有密切的關係，提出了核心復健的觀念。邱醫師的專長是脊椎與運動傷害復健，在運動復健領域頗有專研，他相當重視運動復健及主動治療的觀念；在萬芳醫院也有「下背痛核心復健」一系列的運動復健課程，到目前已經持續了 6 年，服務了好幾千名的民眾，有很好的口碑。這次他以醫學專業角度深入淺出介紹，一些健康脊椎的觀念，核心肌群的重要，教民眾了解自己的脊椎，如何檢視自己身體姿態及動作，並具體的提出實際改善背痛、雕塑曲線及舒緩壓力的運動計畫，讓民眾能從認識、了解、進一步實際為自己的脊椎健康行動，是一本兼具專業及實用的好書。

這本書也獲得「衛福部國民健康署健康好書推介獎」，希望這本傳遞健康的書，能夠幫你更認識自己的脊椎與身體，帶你由深呼吸開始，運動、紓壓，帶給你好的姿態，帶給你更健康的生活。（本文原刊於 2009 年 4 月初版序）

洪傳岳

前萬芳醫學中心院長

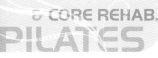

運動復健是肌肉骨骼傷害復健的基石

核心肌力訓練和功能性復健運動是目前治療脊椎和肌肉骨骼疾患的重要觀念，如何運用，更是門醫療的藝術。邱醫師和他的同事們很清楚地透過核心復健的基本概念，透過並結合 Pilates 運動，介紹出主動運動復健的計劃。邱醫師也精闢地強調出主動治療（就是在專業的指導下，病患透過運動自己的身體來復健的治療觀念）是目前肌肉骨骼傷害復健的基石。書中不僅描述出核心復健的基本概念，並給讀者完整的自我檢視技巧及完整的運動計劃。這運動計劃從最基本的深層肌肉收縮到動態的穩定運動都有，書中也提供詳細而完整的 Pilates 健身、塑身及舒壓的運動計劃，還有如何在日常生活中維持正確健康的姿態。

這本書對治療肌肉骨骼傷害的醫療人員及有腰背痠痛的民眾，是一本很棒的參考書籍。書中強調的運動復健和主動治療的觀念不僅可以使病患疼痛減輕，改善其日常生活功能並可降低再受傷的機會。（**本文原刊於 2004 年 7 月初版序**）

Joel Press 醫師

美國芝加哥復健醫院脊椎暨運動傷害復健中心主任
西北大學醫學院副教授

Active Therapy is the Cornerstone for Musculoskeletal Rehabilitation

The concepts of core muscle strength and active, functional rehabilitation exercises are parts of the current state of the art for treatment of spine and other musculoskeletal disorders. Dr. Chiu and colleagues have done a tremendous job describing the basics of core strength and rehabilitation, integration of the Pilates method to the active rehabilitation program and emphasizing the importance and critical nature of active rehabilitation as the cornerstone for musculoskeletal disorder treatment. They have clearly and concisely described in this book not only the basics of the rehabilitation process but important self examination techniques and an entire section devoted to specific exercises, starting with the most basic deep muscle contractions up to dynamic stabilization. They have also integrated the use of Pilates exercise for fitness and shaping as well as exercises for specific body parts. They further have given examples of the use of exercise for maintaining healthy postures for daily living.

This book will serve as a wonderful reference point for clinicians and patients who treat or have musculoskeletal problems. The book emphasizes the critical nature of active rehabilitation for the treatment of musculoskeletal ailments so that not only are our patients in less pain, but their function is improved and their potential for re-injury is less.

Joel Press, M.D.

Medical Director, Spine and Sports Rehabilitation Center
Rehabilitation Institute of Chicago

Associate Professor, Physical Medicine and Rehabilitation
Northwestern University/Feinberg School of Medicine
Chicago, Illinois

現代人的健康新運動

Pilates 與核心復健運動能在台北萬芳醫院成功的推展開來，邱院長、林主任、劉燦宏醫師及 Pilates 核心復健團隊的成員們是最重要最重要的推手。

接觸到 Pilates，是我到美國進修的那一年，踏入芝加哥復健醫院的第一天，就有讓我印象深刻的畫面——我見到從來沒見過的復健運動器械，治療師的手正輕觸著病患的小腹，另一手導引著病患的背部挺直，病患穩定流暢地在器械上滑動著，這一幕到現在還清楚的在我腦裡，詢問之下才知道這些龐然大物是「Pilates 器械」。

Donna Parise 是帶我進入 Pilates 之門的人，她是位專業的物理治療師，約在 10 年前也是由她將 Pilates 引進芝加哥復健醫院，她專業的能力與親切的笑容不知幫助過多少病人。Donna 在學生時代是位舞者，巧的是，她曾在 20 年前巡迴演出時到過台灣，這份緣，幫助我們更接近，更無話不談。每個星期有二天我要到治療室跟 Donna 報到，用 Pilates 器械幫病人做運動復健。我從專業的「Pilates 復健」開始學起，在 Donna 的引導與教導下，更全面的認識 Pilates，除了復健之外，Pilates 在健身塑身、舒壓養生方面有更多的應用及更多的愛好者。當 Donna 帶我做 Pilates，在呼吸、專注與流暢的肢體之間，去感受到自己的身體，我立即喜歡上 Pilates。

在芝加哥復健醫院，我的「老闆」是脊椎與運動傷害復健中心的主任 Joel Press。他在美國的「脊椎與運動傷害」領域是權威級的復健科醫師。近年來，常在美國運動醫學會推廣核心復健的觀念，「核心復健」是目前脊椎與運動傷害復健的主流趨勢之一。透過核心復健運動，從訓練最深層的肌肉開始來改善並預防背痛、端正姿態，並逐步恢復病患的日常生活功能及運動表現。Joel 告訴我，完整的復健絕不能缺少病患主動的運動復健治療，但台灣的民眾絕大多數都習慣醫療人員「幫他」治療。Joel 說：「不管如何，人就是要動，應該鼓勵病人做運動復健。『在不痛的範圍』，能動就該儘早開始動。」他的話，好像給我一個使命，促使我回台灣之後積極推動「運動復健」（Active Therapy）。

Pilates 近年來在歐美非常的盛行，是因為 Pilats 在雕塑曲線、舒壓養生方面的好處讓更多人趨之若鶩。Pilates 透過專注、緩和、流暢的運動方式，讓身體運動後渾身舒暢、壓力放鬆，讓身心靈都甦醒健康起來。在這全身舒暢運動之後，身體的姿態更好了，人更快樂有自信了，肌肉也更緊實有力了，更重要的是 Pilates 運動

並不會使肌肉變得粗壯而碩大，而是修長緊實的肌肉曲線，這其中的奧秘，就在於 Pilates 本身的運動特性與其六大精髓。

運動復健中心運作至今剛好屆滿一年，當學員們運動後告訴我們這些運動課程對他幫助有多大時，我們的心裡除了替他們感到高興之外，更加肯定我們所付出的辛勞是值得的。

這一年來共有 1089 位學員，大部份都給予我們正面的鼓勵。常有學員提到除了在醫院運動外，回家後也想繼續練習；也有些中南部的病患反應，是不是有書本教材或影音光碟可供回家研習，於是我們很努力很嚴謹地來完成這本書，希望對大家有幫助。我們仍在學習，希望各界的前輩能繼續給我們指導。出這本書也希望更多的民眾瞭解背痛除了吃藥之外，復健運動是更重要的治療。也希望處在高度文明生活的現代木頭人們，應該起來動一動了，Pilates 是很適合現代人的健康新運動。

這兩年來的努力，從運動復健中心的準備、成立、成長，到今天完成這本書，由衷的感謝團隊成員們一路來的相挺與支持；雅雯、祐榕在團隊大大小小事情上的協助，立峰在研究方面的努力，怡如、宜仙、婉慈教導病人時的認真，乾勇的幫忙，Tina 與敏惠在健身班的投入。還有，淑美、璇瑜將中心所有事情打點得很好。過程雖然辛苦，但我很高興、也很驕傲，我們醫院有一支如此專業的「Pilates 核心復健團隊」。看到大家的改變、成長、自信與專業，辛苦的感覺也頓然消失。這本書能順利完成，還要謝謝小鈴、慧淑、雅雯、玉春不眠不休的編輯策劃，謝謝其敏的團隊們在美工編輯方面的大工程，謝謝毛毛的潤筆，經過這次，才知道一本書的孕育完成，背後竟是如此龐大的工程。最後，家人的支持與協助，是這兩年來的辛苦與成績最根本的助力。

如果你正為痠痛所苦，你覺得壓力大、肩膀沉重，想要有更美好的身材，建議你換上運動服，深呼吸，打開第一章，開始一步一步地做運動吧！（本文原刊於2004 年 7 月初版序）

邱俊傑
萬芳醫學中心復健部主治醫師

目錄

CORE REHAB. PILATES

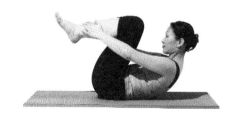

PART 1 認識彼拉提斯與核心復健運動

導言｜三個甩掉煩惱的小故事　002

為什麼背痛總是好不了？ >002

為什麼贅肉總是甩不掉？ >002

為什麼總是覺得好累好累？ >003

認識自己的脊椎　004

透視你的脊椎 >004

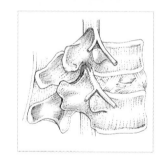 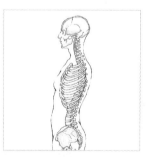

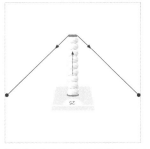
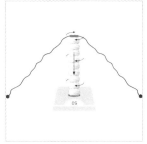
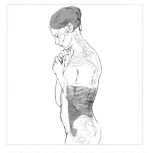
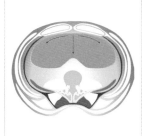
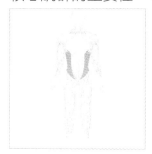
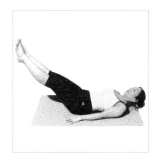
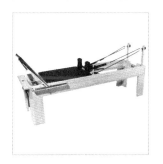
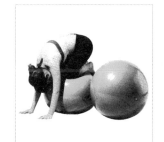

彼拉提斯六大精髓　　016

專注　>016

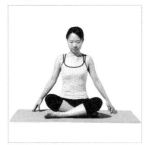

呼吸　>018

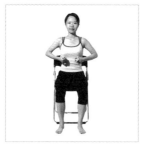

核心　>020

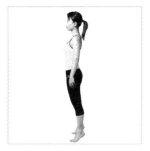

控制　>022

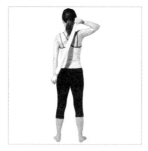

精確　>024

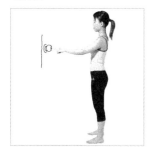

流暢　>025

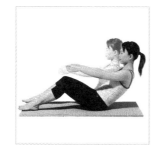

自我檢視｜挖掘核心問題　　026

檢視一 ➡ 你的背痛困擾和核心有關嗎？　>026

檢視二 ➡ 你知道自己的背痛嚴重程度嗎？　>026

歐氏下背痛功能評估表　>027

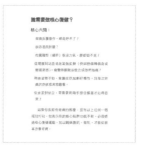

動作檢視｜了解自己的身體狀況　　030

檢視一 ➡ 正確姿勢 VS. 錯誤姿勢　>030

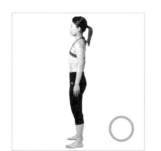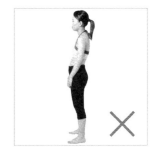

檢視二 ➡ 深層核心肌群的收縮控制 >032

觸摸感應法 >032

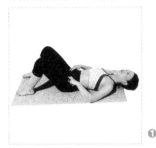
❶

呼吸結合收縮法 >032

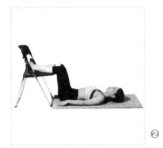
❷

檢視三 ➡ 中央帶檢視 >033

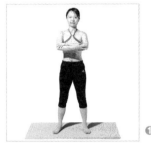
❶

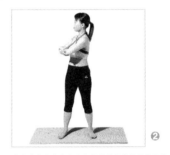
❷

檢視四 ➡ 脊椎狀態 >034

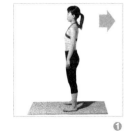 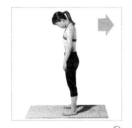 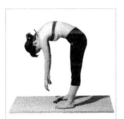
❶ ❷ ❸

檢視五 ➡ 肩頸上背狀態 >036

聳肩放鬆法 >036

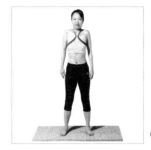
❶

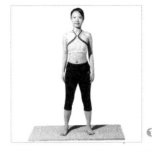
❷

手臂後伸法 >037

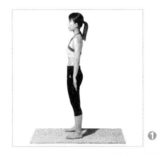
❶

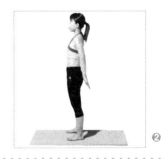
❷

檢視六 ➡ 腹肌的肌力 >038

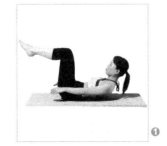
❶

十三

檢視七 ➡ 背肌的肌力 >039

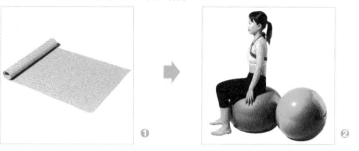

檢視八 ➡ 脊椎穩定能力 >040

單腳站立 >040

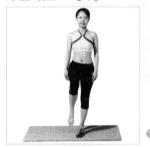

登階平衡 >041

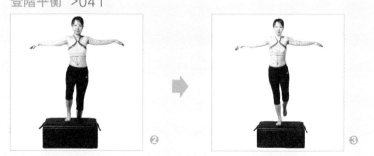

得心應手的輔具｜認識運動裝備與器材 042

彼拉提斯核心復健運動裝備 >042

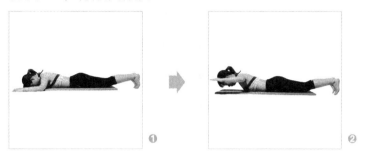

彼拉提斯器械 >044

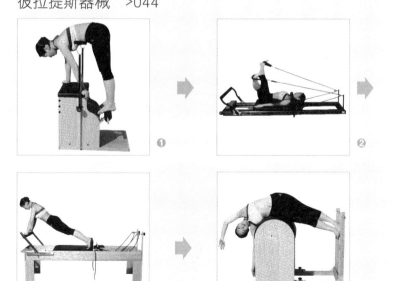

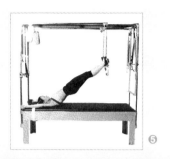
❺

四大基本訓練課程 | 046

Lesson1 彼拉提斯式完全呼吸法 >046

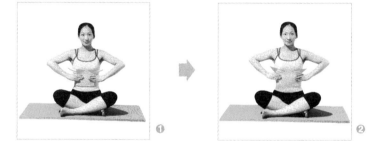

❶   ❷

Lesson2 深層核心的收縮控制 >047

深層核心控制 >047

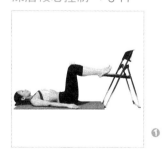

❶

抬腿練習 >048

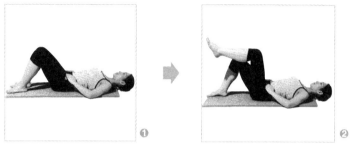

❶   ❷

Lesson3 尋找脊椎的舒適位置 >049

「貓與駱駝」姿勢調整法 >049

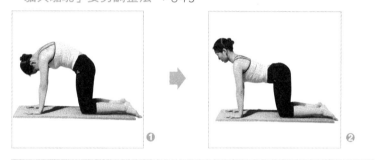

❶   ❷

骨盆時鐘調整法 >050

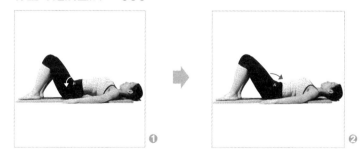

❶   ❷

Lesson4 姿態控制與訓練 >051

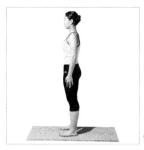

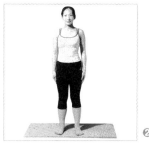

PART**2** 輕鬆雕塑好身材

彼拉提斯的塑身效果 　054

身高變高了 >054

曲線變好了 >054

手腳變迷人了 >055

透視減肥與彼拉提斯 >055

塑身減肥的運動計畫 　056

C 字型動作 C Curve >056

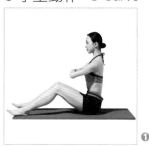

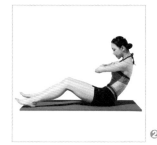

旋轉 Spine Twist >057

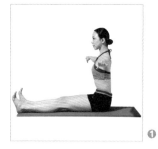

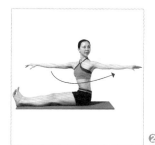

雙腿延伸 Double Legs Stretch >058

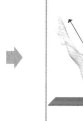

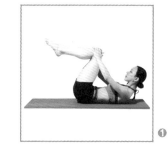

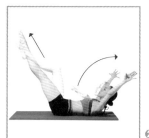

側膝 Side to Side >059

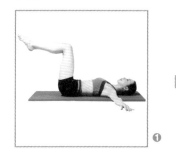

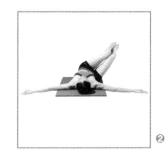

起坐側身　Abdominal Curl　>060

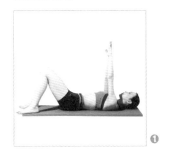

❶

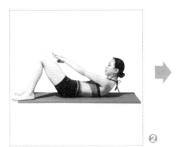

❷

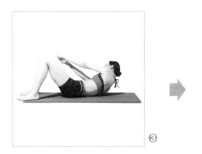

❸

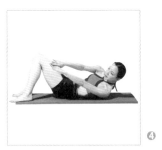

❹

雙腿畫圓　Double Legs Circle　>062

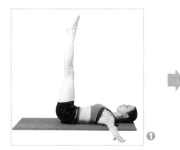

❶

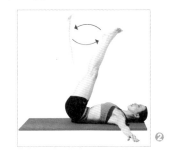

❷

直腿交叉　Leg Cross　>063

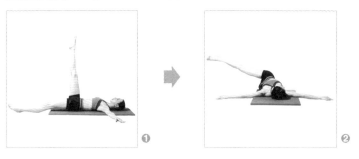

❶　　　❷

側抬腿 [上 / 下]　Side Lifts [Up / Down]　>064

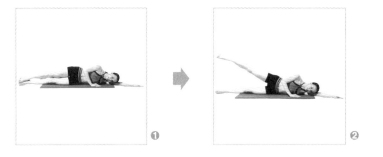

❶　　　❷

側伸展　Side Stretch　>065

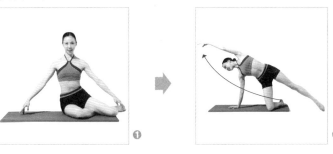

❶　　　❷

交叉內收腿 Cross Legs >066

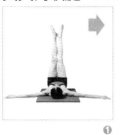 ❶
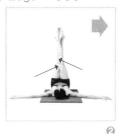 ❷
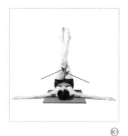 ❸

收臀 Squeeze Hip >068

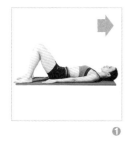 ❶
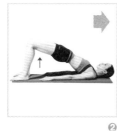 ❷
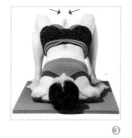 ❸

百次呼吸 The Hundred >070

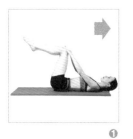 ❶
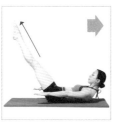 ❷
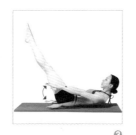 ❸

側抬腿 [畫小圓] Side Lifts [Small Circle] >072

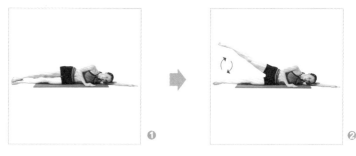 ❶ ❷

側腰 Side Drops >073

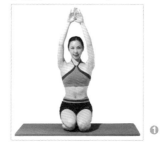 ❶
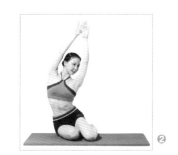 ❷

鋸子式 Saw >074

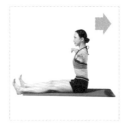 ❶
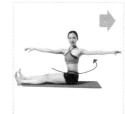 ❷
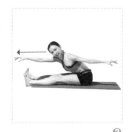 ❸

分腿滾球 Open Leg Rocker >076

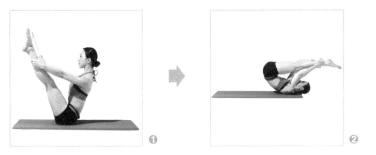

❶ ❷

樹式平衡 Tree Balance >077

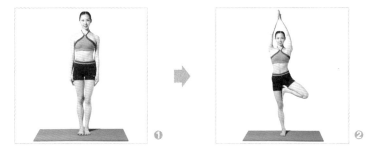

❶ ❷

纖腰系列 Side Stretch Series >078

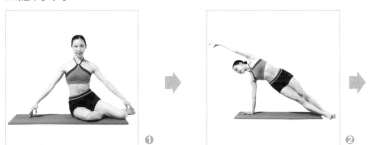

❶ ❷

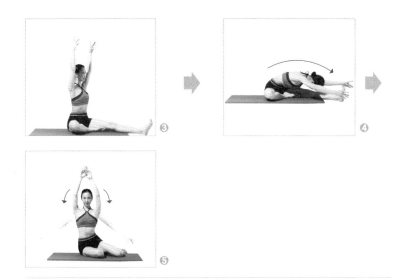

❸ ❹

❺

前彎系列 Forward Bend Series >080

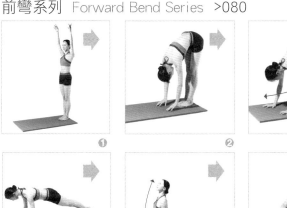

❶ ❷ ❸

❹ ❺ ❻

PART3 擺脫背痛好元氣

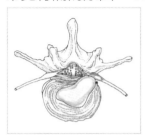

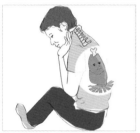

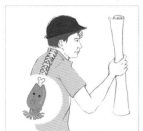

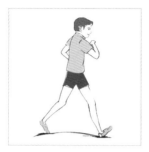 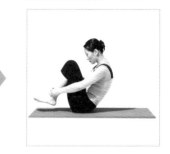

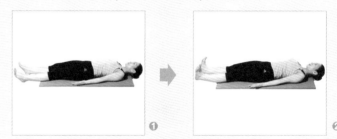

❶　　　　　　　　　　　　　　❷

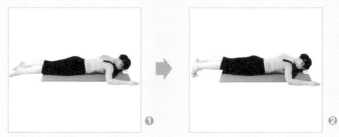

❶　　　　　　　　　　　　　　❷

橋式動作 Bridge >092

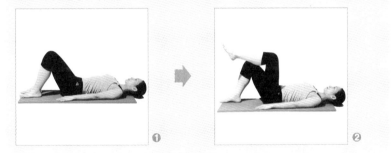

穩定抬膝操 Knee Lift >093

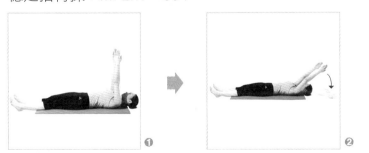

穩定抬臂操 Arm Lift >094

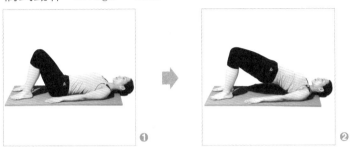

單腿畫圓 Supine Single Leg Circle >095

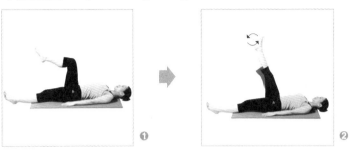

直膝抬腿操 Leg Extension >096

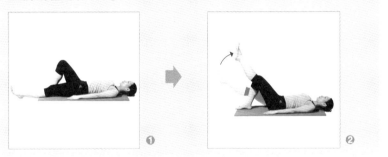

伸展動作 Stretch Exercises >097

兒童姿勢 Child's Pose >097   蝦米姿勢 Knee to Chest >097

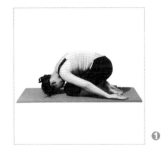
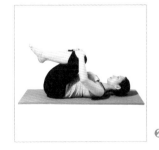

二一

一二一

脊柱旋轉操 Spine Twist >098

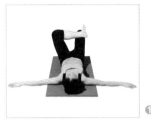❶ 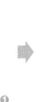 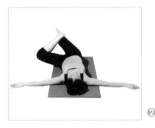❷

側躺抬腿操 Side-Lying Leg Up >099

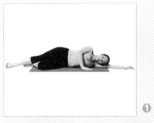❶ 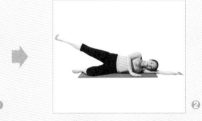❷

側躺穩定平衡 Side-Lying Stability >100

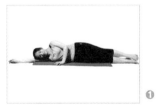❶ 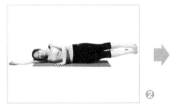❷

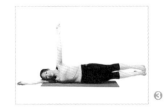❸

桌面穩定操 All-Four Arm & Leg Lift >102

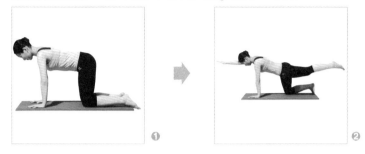❶ ❷

超人操 Superman >103

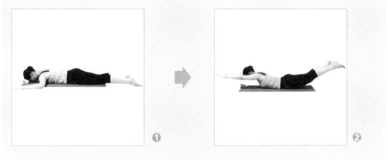❶ ❷

百次呼吸 The Hundred >104

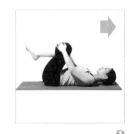❶ 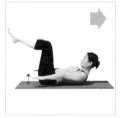❷ 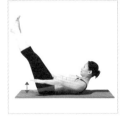❸

滾球運動 Rolling Like a Ball >105

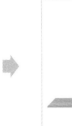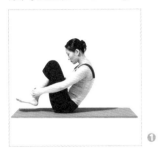

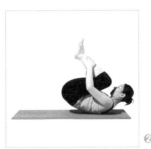

脊椎捲曲運動 Roll Down & Roll Up >106

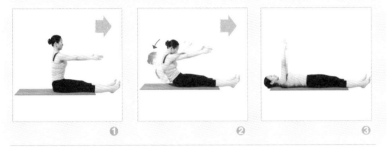

游泳操 Swimming >108

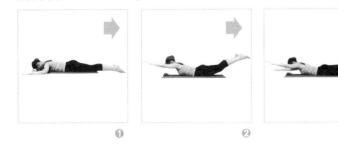

球面伸展操 Dorsal Stretch and Ventral Stretch on the Ball >110

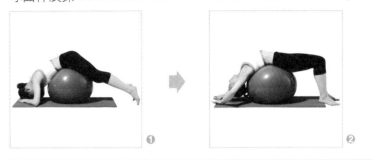

球上仰臥起坐 Adbominal Curl on the Ball >111

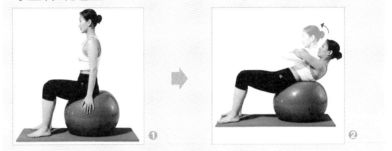

上背肌力強化運動 Upper Back Strengthening >112

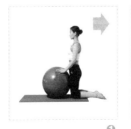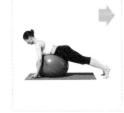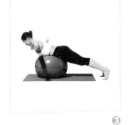

一二三

P
A
R
T
❸
擺脫背痛
好元氣

P
A
R
T
❹
舒壓解鬱
好心情

球上橋式動作＼球上骨盆旋轉操

為壓力找出口＼舒壓解勞的運動計畫

一二四

球上橋式動作　Bridge on the Ball　>114

基本橋式動作　>114

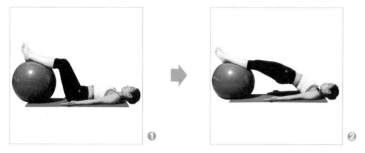

進階橋式動作　>115

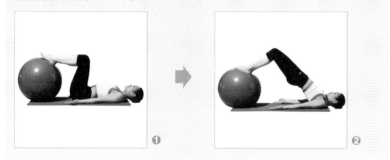

球上骨盆旋轉操　Pelvic Twist and Lift　>116

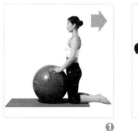
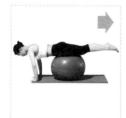
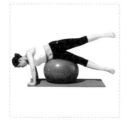

PART4 舒壓解鬱好心情

為壓力找出口　　　　　　　　　120

壓力帶來的身心病　>120

彼拉提斯如何改善壓力　>120

肩頸上背痛的困擾　>121

舒壓解勞的運動計畫　　　　　　122

鼻子畫 8 字形　Nose Figure 8　>122

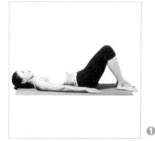

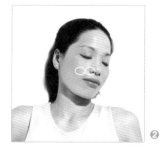

手指畫圈　Finger Circles　>123

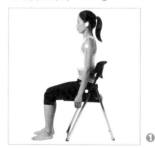

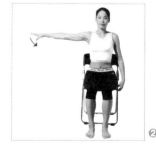

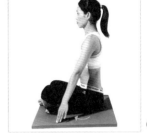
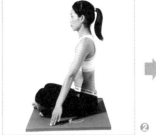

頸部伸展 Neck Stretch >125

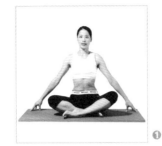

❶

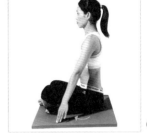

❷

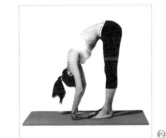

❸

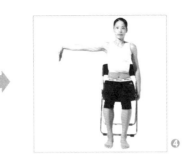

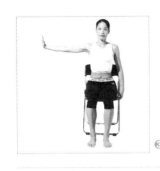

③

④

肩部伸展訓練 Shoulder Stretch >124

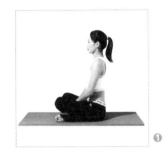

❶

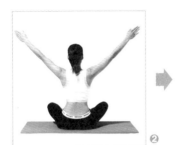

❷

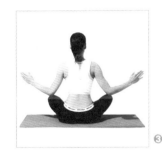

❸

捲下 Roll Down >126

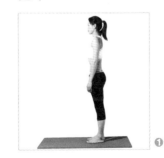

❶

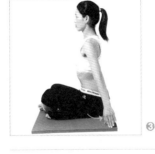

❷

PART ❹ 舒壓解鬱 好心情

頸部伸展／捲下

手指畫圈／肩部伸展訓練

一二五

上臂訓練 Toning the Arms >127

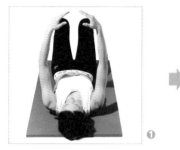

①

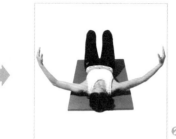

②

橋式動作變化 Bridge >128

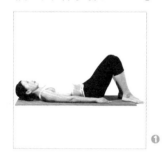

①

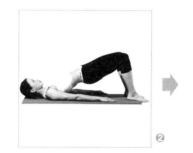

②

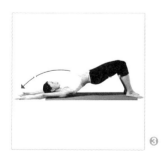

③

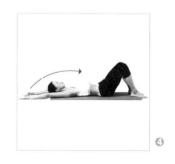

④

時鐘按摩操 Clock Face >130

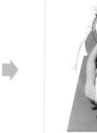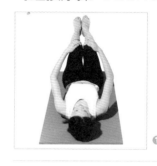

①

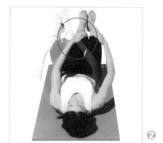

②

超強伸展操 A Bigger Stretch >131

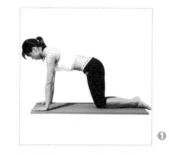

①

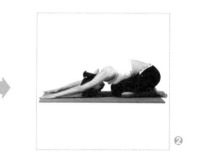

②

背部放鬆操 Releasing the Back >132

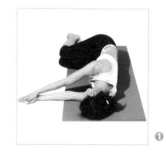

①

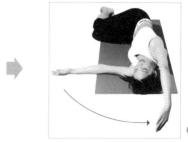

②

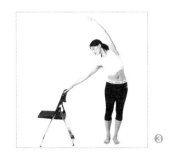
③

站姿側邊伸展 Side Stretches >134

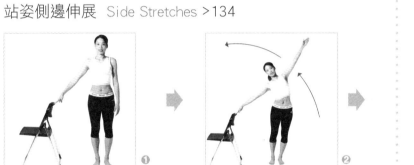
①　②

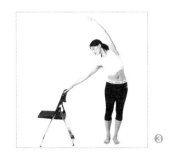
③

聳肩加啞鈴 Shoulder Shrugs with Weights >136

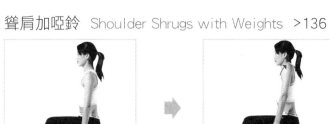
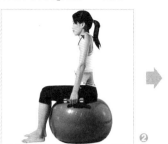
①　②

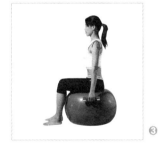
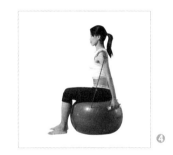
③　④

坐姿側面伸展 Side Stretches >137

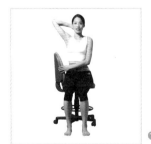
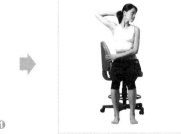
①　②

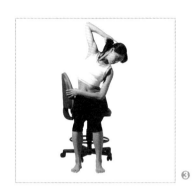

③

上背肩胛伸展　Upper Back Release　>138

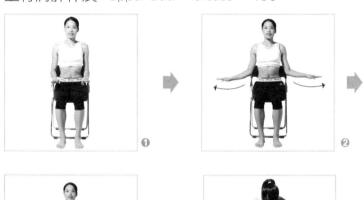

❶　　❷

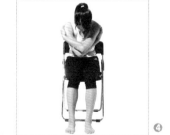

❸

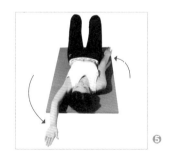

❹

脊椎放鬆操　Releasing the Spine　>140

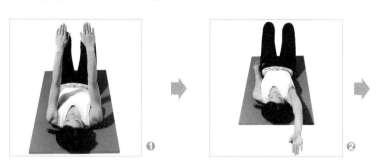

❶　　❷

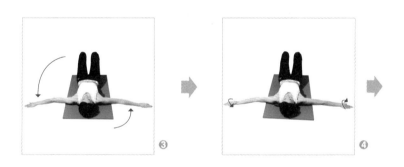

❸　　❹

❺

胸椎旋轉　The Cossack　>142

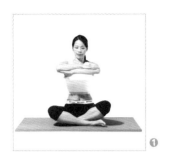①

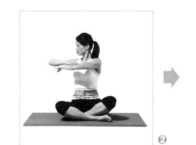②

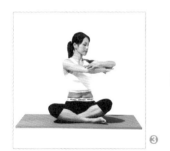③

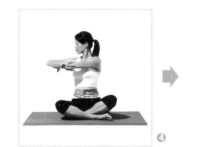④

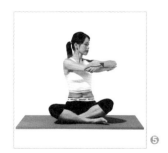⑤

日常生活中的超簡單運動　>152

走路減肥操　>146

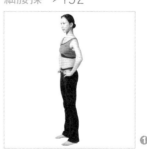①

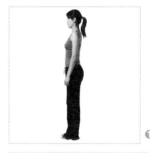②

等車塑身操　>152

細腰操　>152

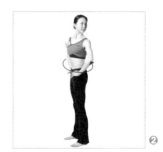①

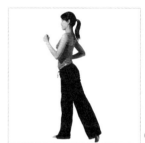②

翹臀瘦腿操 >153

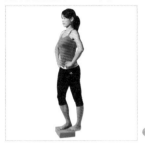 ❶

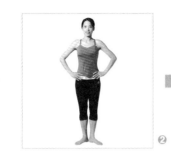 ❷

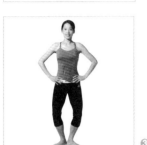 ❸

開車活力操 >154

背部活絡伸展操 >154

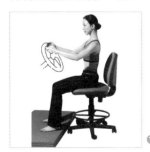 ❶

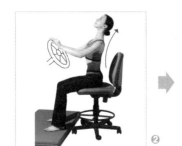 ❷

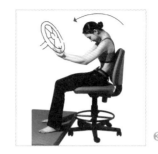 ❸

骨盆運動 >155

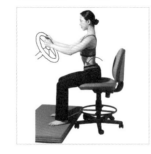 ❶

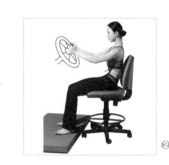 ❷

車上瘦腹提臀操 >156

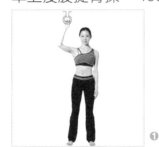 ❶

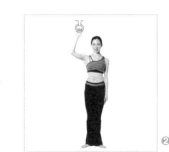 ❷

開會防無聊操 >157

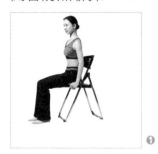 ❶

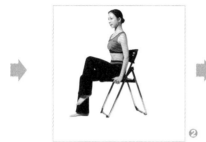 ❷

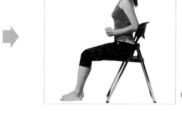 ❸

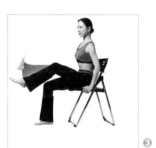 ❸

辦公桌健身操 >158

上班族元氣操 >158

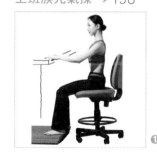 ❶

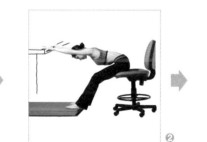 ❷

划船操 >159

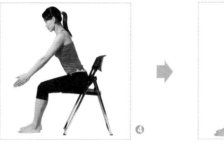 ❹

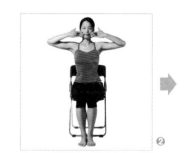 ❺

身體笑臉操 >160

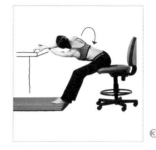 ❶

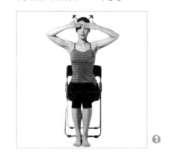 ❷

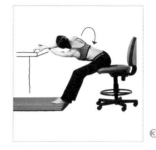

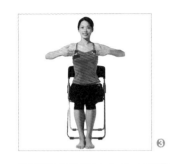 ❸

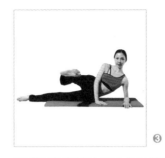 ❸

被窩起床操 >161

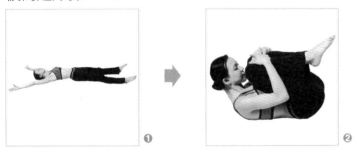

❶ ❷

睡前安眠操 >163

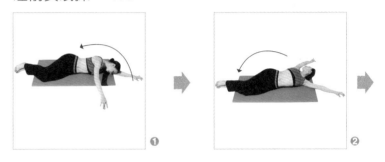

❶ ❷

懶人電視操 >162

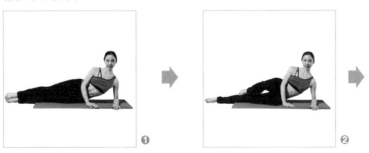

❶ ❷

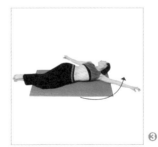 ❸

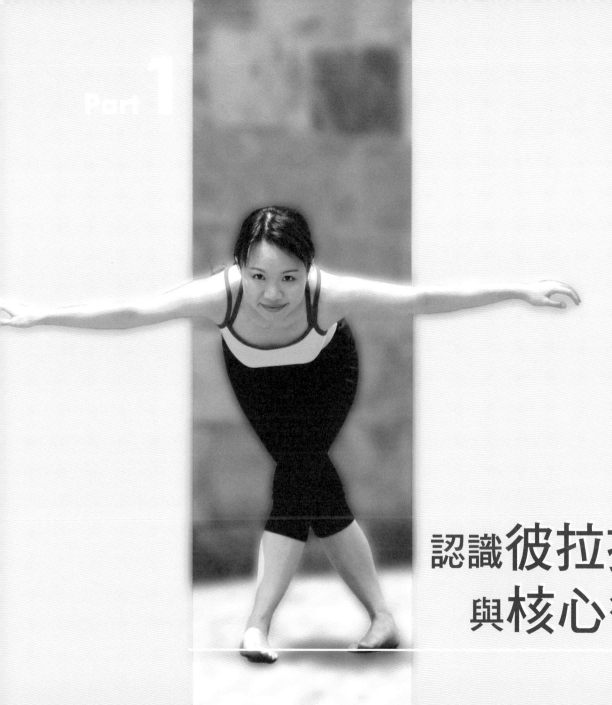

Part 1

認識**彼拉提斯**
與**核心復健運動**

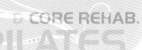

導言

三個甩掉煩惱 的小故事

為什麼背痛總是好不了？

張先生，38 歲，是個快遞公司職員。他一見到醫師，就直問為何背痛總是好不了。他曾在 25 歲時因搬運重物而閃到腰，當時痛到沒辦法走路，躺在床上爬不起來，醫師診斷是椎間盤突出引發坐骨神經痛。他臥床一個多禮拜，才能下床走路，之後又經過好幾週的休息治療，疼痛才慢慢消失，得以恢復上班。

可是，雖然背部不再疼痛，但張先生總覺得只要稍微彎腰一下就會閃到腰，甚至有時會因為一個很小的動作，像是小孩跑過來抱一下，就讓他出現很厲害的症狀。而且，這個症狀發作得越來越頻繁，本來三年發作一次，接著是兩年、一年就一次，到後來是三天兩頭經常在痛。

張先生煩得不得了，總覺得背痛甩不掉。雖然他遵照醫師囑咐服藥，後來又做腰椎牽引，可以控制一定程度的疼痛，但到某個狀況後就無法再進步，疼痛始終存在。原本他以為是自己年紀大了，工作又太操勞，直到至復健科求醫後，才發現自己的核心肌群功能受損，失去保護脊椎的功能；加上長期不正確的姿勢，造成他椎間盤壓迫，反

覆累積的結果，就是背痛一直好不了。之後，他聽從復健科醫師的建議，參加下背痛核心復健班。在完成八週基礎與進階課程後，張先生覺得腰背的困擾終於消失，而且半年來再也沒有發作過。

醫師小叮嚀

第一次急性下背痛患者，不管用什麼方式治療（西醫、中醫療法或在家休息），大約有 80％的病人，在4-6 週後背痛都會自然消失。不過，這並不表示已經痊癒，因為核心肌群的功能並不一定隨著背痛消失而跟著自然痊癒，日後背痛還是會一樣反覆發作。只有藉由運動恢復核心肌群的力量，才能根本治療背痛。

為什麼贅肉總是甩不掉？

李小姐，27 歲，近來採用飲食控制來減肥。雖然她成功瘦下好幾公斤，卻總覺得肉還是鬆垮垮的，特別是腰部和小腹處的贅肉，看起來實在很礙眼。後來，李小姐因為脊椎有點側彎，而前來醫院上彼拉提斯健身班，做了幾個禮拜後，她驚訝地發現，腰圍竟然明顯小了兩吋。同事林小姐聽了不相信，還笑說哪可能這麼快，可是事實真是如此，李小姐向復健科醫師詢問原因，才知道自己不是少了兩吋的脂肪，而是腹部肌肉群在鍛鍊後，身體延伸了，也因為能順利收縮而變得緊實。

醫師還告訴李小姐，她並不是特例，幾乎所有上過課程的男女，都得到腰圍縮減的好處。這是因為彼拉提斯可以運動到深層核心肌群，延長脊椎線條，所以對於雕塑曲線有很好的效果。醫師還建議她改變彎腰駝背的習慣，因為這種錯誤姿勢不但對背部不好，看起來也會比較胖。

李小姐遵照醫師囑咐，並在家持續做彼拉提斯運動，幾個月後，竟也練出一副有如模特兒的好身材。她開心地上街買了許多漂亮新衣服，犒賞瘦身成功的自己。有趣的是，林小姐看她身材變得這麼好、整個人又顯得容光煥發，也跑來醫院報名彼拉提斯健身班，希望自己也能擺脫「小腹婆」的煩惱。

醫師小叮嚀

彼拉提斯主要是訓練深層核心肌群的運動，而且很多動作是「離心性收縮」（延長性的收縮），與一般健身房常採用的「向心性收縮」動作（例如舉啞鈴）不同。向心性收縮練出來的肌肉，很容易變得肥大，就像健美先生一樣；相對地，離心性收縮練出來的肌肉比較不會肥大，也比較結實且有延長性，所以可以修飾身體線條，讓身體更有曲線。

為什麼總是覺得好累好累？

龐先生，42 歲，是個坐辦公桌的上班族。長久以來，他總是覺得肩頸及膏肓部位很酸痛，而且工作時很沒精神，什麼事都提不起勁來。而且，除了老是覺得很累外，他也感到工作壓力很大，兩個肩膀好重好重，甚至晚上都很難睡得好。

為了解決肩膀酸痛問題，龐先生看過家醫科、骨科和神經內科，醫師們都開給他止痛藥和肌肉鬆弛劑以緩解症狀，可是一點效果都沒有，甚至症狀還變得越來越嚴重，疼痛往前延伸變成胸悶，往上跑變成頭痛，睡眠品質更是差得不得了，龐先生著急地四處求醫，壓力也越來越大。

後來有醫界朋友建議他，不妨到復健科參加彼拉提斯健身班試試看，才做了兩次，龐先生晚上就睡得出乎意料的香甜。他感激地告訴朋友，自己已經好幾年沒睡得這麼好了，自從參加運動課程後，他覺得脊椎、肩頸都變得很舒爽，而且總是一覺到天亮，再也沒有失眠和工作無力的困擾了。

醫師小叮嚀

對於工作時間長、壓力大又經常睡不好的上班族來說，彼拉提斯可以提供很好的紓解效果。因為這種強調延展性的運動，可以讓長期繃緊的肌肉放鬆，而長期卡住的脊椎關節，也可以一節節拉開來，有了適當的活動空間；此外，彼拉提斯運動配合的舒緩音樂，也能讓人心境平和，大大解除緊張壓力。

從「核心」鞏固健康

看了以上三個故事，你是不是覺得太神奇了？其實，核心復健與彼拉提斯的功效一點也不誇張，它們對人體就是有這麼驚人的好處，可以幫現代人甩掉文明病的困擾。長期繁重的工作與生活雜務，是不是讓你有背痛、肥胖、壓力的困擾呢？如果你也因此而心煩，請馬上拿起本書，讓醫學界嶄新的健康觀念與多效合一的健身操，幫助你從「核心」改造自己，使你不但擁有令人羨慕的好身材，更能擁有平衡的身心靈！

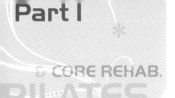

認識自己的脊椎

透視你的脊椎

我們的脊椎，主要是靠骨骼、韌帶和肌肉來支撐，其中骨骼與韌帶屬於「被動支撐系統」，肌肉則屬於可由意識控制的「主動支撐系統」。

人體的脊椎骨，分為頸椎 7 節、胸椎 12 節、腰椎 5 節、薦椎及最末端的尾椎，並且以順暢的弧度相連接；你可別小看這弧度，脊椎有適當的弧度，才有彈性及緩衝作用，如果弧度過份彎曲或是過直，都會使我們的脊椎承受很大的壓力。

後面 Lesson3「尋找脊椎的舒適位置」（第 49 頁），其實找的就是「脊椎適中位置」，也就是讓脊椎承受最小壓力的位置，只要日常活動或運動時多訓練能夠保持脊椎在此舒服位置的能力，隨時維持好姿勢，就能消除肩頸腰背酸痛，並且避免身體部位受傷哦！

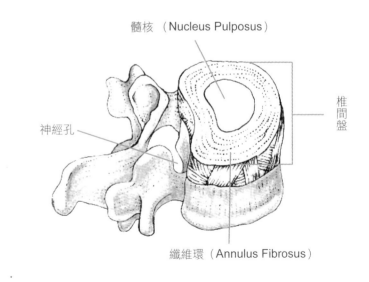

椎間盤

脊椎椎體

神經根

· 脊椎結構圖 ·

髓核 （Nucleus Pulposus）

神經孔

椎間盤

纖維環 （Annulus Fibrosus）

· 椎間盤示意圖 ·

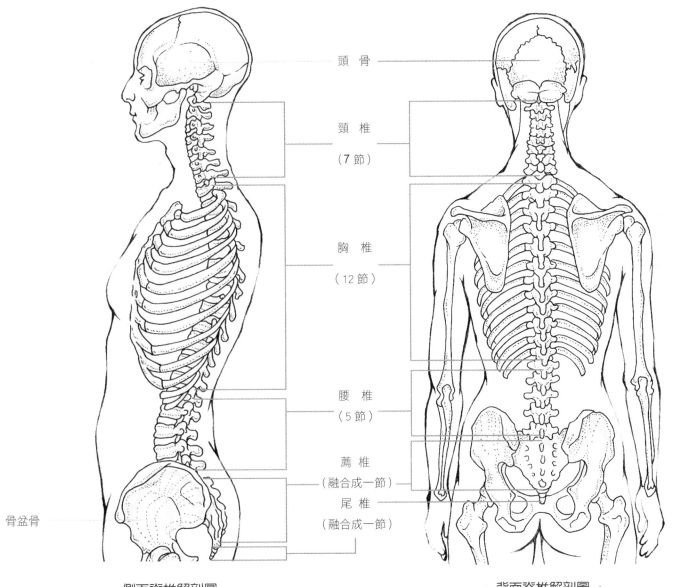

頭 骨

頸 椎
（7 節）

胸 椎
（12 節）

腰 椎
（5 節）

薦 椎
（融合成一節）

尾 椎
（融合成一節）

骨盆骨

· 側面脊椎解剖圖 ·

· 背面脊椎解剖圖 ·

005

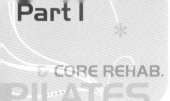

人體的天然鐵衣
核心肌群

穩固脊椎的核心肌群

首先，我們要告訴你一個重要基礎觀念，那就是「核心肌群」（core muscles）。很少聽過對不對？可是它們卻是人體非常非常重要的肌肉群哦！因為它們是位於人體軀幹中央、負責保護脊椎的肌肉群。核心肌群可以維持人體軀幹中心的穩定，提供脊椎足夠的支撐力，分散脊柱所承受的負擔。

你可以把脊椎想像成支撐帳棚的那根中心柱子，核心肌群則是固定它的鋼索，如果鋼索鬆弛，柱子就會搖來晃去，帳棚也會鬆垮垮的；如果鋼索夠緊，柱子就會穩穩地固定在中央，帳棚也會緊緊地被撐住，就像身體軀幹被穩穩地支撐一樣。

正常狀況下核心肌群隨時隨地會保護著軀幹。例如：抬手或踢球時，核心肌群會先啟動，將脊椎先撐緊穩定，並讓動作與力量順利傳遞出去，這樣身體就不容易受傷。

但是，如果核心肌群功能異常或甚至喪失功能，那麼失去保護的脊椎，隨時隨地都在承受比過去大上好幾倍的壓力，日積月累下，脊椎和椎間盤都會受不了。根據統計，核心肌群功能異常的人，日後發生退化性病變（例如骨刺、脊椎腔狹窄、坐骨神經痛等）的機率，比正常人大許多倍。

所幸的是，核心肌群是可以鍛鍊的。當核心肌群運作正常，就能隨時保護我們的脊椎，使我們不論運動，或在日常生活彎腰、拖地、抬重物時，都能維持脊椎不移動、不滑動，不會去牽扯那些引發背痛的組織，也可以減少椎間盤的壓力。因此，我們可以稱核心肌群為「人體的天然鐵衣」，這件鐵衣受到大腦精巧的控制，是支撐並保護脊柱的重要防護罩哦！

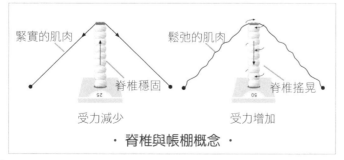

· 脊椎與帳棚概念 ·

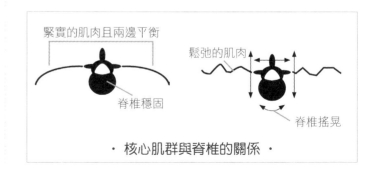

· 核心肌群與脊椎的關係 ·

核心肌群的解剖構造

那麼，核心肌群分佈在身體哪些地方呢？從解剖學來看，核心肌群的位置，大致是在從橫膈膜以下到骨盆底之間，環繞著腰腹、軀幹中心的這群肌肉群。我們可以依其功能和屬性，分為下列兩組肌肉群：

■ 深層的小肌肉群

這是維持脊椎穩定的第一道防線，也是最重要的核心肌群，通常稱為「深層核心肌群」（本書將採用此名詞）。它們包括橫膈膜、骨盆底肌群、腹橫肌、多裂肌和部分的腹內斜肌、內側腰方肌等，這些肌肉直接附著於脊椎，一

功能：維持脊椎的穩定，讓脊椎保持在正中區域。

節一節穩定著脊椎。這群肌肉協調著呼吸、腹內壓、腹背部肌肉張力，幫脊椎穩穩地支撐穩定性。有脊椎受傷下背疼痛時，會造成深層核心肌群功能不彰。

1. 核心肌群的位置大致在橫膈膜以下至骨盆底以上這群包裹著腹部、背部的肌肉。

2. 這群肌肉就像一件鐵衣一樣，支撐著脊椎，環繞腹背部一整圈。

●黑色箭頭表示肚臍和小腹往內收縮的方向，肚皮會離開腰帶，像整個瘦了一圈。此時也會將脊椎穩定住。

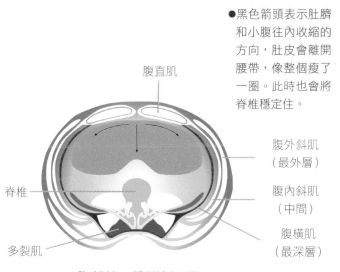

腹直肌

腹外斜肌（最外層）

脊椎

腹內斜肌（中間）

腹橫肌（最深層）

多裂肌

· 腹部核心肌群剖面圖 ·

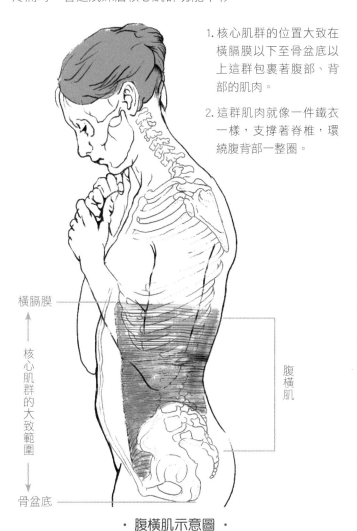

橫膈膜

核心肌群的大致範圍

骨盆底

腹橫肌

· 腹橫肌示意圖 ·

007

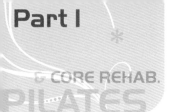

深層核心肌群很重要！

　　橫隔膜是呼吸的主要肌肉，也是深層的核心肌群的主角之一，腹橫肌是位於腹部最深層、薄薄一層肌肉，腹橫肌與多裂肌透過筋膜相連，在人體的腹背部圍成一圈。做彼拉提斯時強調呼吸和動作有良好的協調，吐氣時腹部內收及微收小腹，產生適當的腹內壓和腹背部的肌肉張力，幫助支撐脊椎。將整個下背部緊緊的包裹護住，形成預防人體受傷的重要保護機制。

■ 表淺的大肌肉群

　　這是維持脊椎穩定的第二道防線，功能主要是產生身體的動作，可讓軀幹做彎曲、伸直及旋轉的動作。它們包括腹直肌、腹外斜肌、大部分的腹內斜肌及腰方肌、束脊肌（也稱為「背部伸展肌群」）、臀部肌群等，這些肌肉並不直接附著在脊椎上，而是從骨盆連結到肋骨、胸廓或大腿關節。

· 功能：控制脊椎的動作方向，平衡衝擊於脊椎的外力。

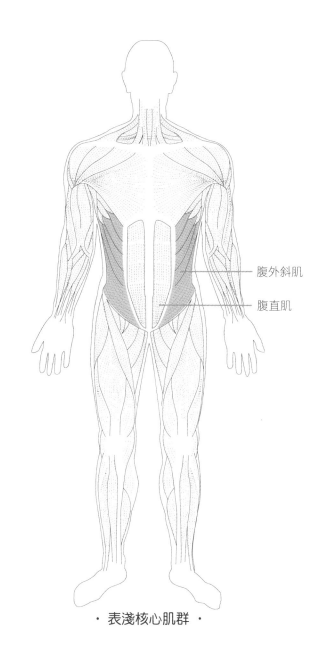

腹外斜肌

腹直肌

· 表淺核心肌群 ·

核心肌群的重要

· **軀幹隨時需要核心肌群的保護**

　　當人體四肢有任何移動時，深層核心肌群會先起動，來穩定脊椎，保護脊椎，避免腰背扭傷。

· **核心肌群是維持正確姿態的第一線**

　　如果一個人核心肌群功能不佳，就不能收小腹、抬頭挺胸，其骨盆就會前傾，身體會駝背。而且，姿勢不良還會造成惡性循環，核心肌群功能會更差，背痛也會更常發作。

· **核心肌群與下背痛息息相關**

　　慢性下背痛患者的根本問題，常出現在核心肌群與動作控制（motor control）發生異常，這也是病人背痛反覆發作的原因。醫學研究證明，恢復核心肌群穩定脊椎的功能，是預防背痛復發最有效的方法。

· **核心肌群的正常運作，與日常生活品質密不可分**

　　脊椎失去保護，會造成背痛、胸悶、失眠、做事無力等種種生活不適，有人甚至不能彎腰、抱小孩，日常生活大受影響。因此，鍛鍊核心肌群，也有助提昇生活品質。

· **核心肌群的力量，是運動能力表現的根本**

　　優秀的運動員或舞者，都一定擁有強而有力的核心肌群，才能避免受傷，又能提高肢體的表現能力。而我們一般人雖然不必要求擁有運動體能，但提昇核心肌群的力量，也有助提昇體適能，讓我們可以更輕鬆地從事喜愛的運動，鍛鍊身體促進健康。

核心肌群巧妙的運作模式

■ 中央指揮部—腦部神經控制與核心肌群的關係

人體肌肉的控制，與腦部神經系統息息相關。當我們想要彎腰或舉手抬足時，大腦會在動作出現前先命令深層核心肌群運作，產生穩定保護脊椎；不過，如果系統出問題，核心肌群功能不佳或根本失去功能，就無法提早收縮，甚至等到舉手抬足的動作結束，核心肌群仍未起動保護，如此就很容易造成人體受傷，而這也是許多患者下背痛會反覆發作的根本原因之一。

■ 中心—核心肌群相互間的關係

核心肌肉彼此間會協同收縮，像是腹橫肌與多裂肌透過筋膜相連，腹橫肌收縮，多裂肌也會跟著收縮，有如皮帶圍繞身體一圈緊束固定脊椎。此外，橫膈膜和骨盆底肌肉也很重要，橫膈膜呼吸吐氣時，會促使腹橫肌收縮；骨盆底肌肉收縮時，也會加強腹橫肌收縮。因此，在做彼拉提斯運動時，也會訓練呼吸及骨盆底肌群收縮，（如同「憋尿」似的收縮），強調完整的呼吸，腹背部的穩定，各肌肉間的協調，來達到更佳效果。

■ 周邊—核心肌群與肢體連動的關係

核心位於軀幹的中心，身體每個動作的使力，都要透過這軀幹中心，核心的穩定力愈大，肢體所能做的動作及發揮力量才能愈大，這就是筆者常說的「大樹理論」——深層核心肌群有如樹根，表淺核心肌群則像樹幹，肢體動作可比茂盛搖曳的枝葉。樹根雖然不是最粗壯，但沒有了根，整棵樹就倒了；反之，樹根紮得愈深、愈穩，樹幹就長得粗大，枝葉亦能生長茂密。由此可知，一位運動員若想發揮強大的力量，鍛鍊核心肌群是很重要的。

醫師小叮嚀

許多下背痛病人之所以反覆疼痛，就是因為這套運作機制出了問題，造成深層核心肌群無法收縮或太慢收縮。舉例來說，一個人想要舉起手來，那麼在肩膀活動之前，他的大腦就會先命令核心肌群協同收縮，產生脊椎穩定，手臂的肌肉才開始活動；但是核心肌群功能有障礙的人，收縮就會比較慢，甚至可以慢到 400 毫秒，也就是說，他直到舉手完畢，核心肌群都還在偷懶。

醫師小叮嚀

　　許多病人因為深層核心肌群功能不佳，脊椎穩定度不佳，所以在做核心復健或彼拉提斯時，會出現「替代模式」——憋氣讓腹內斜肌、腹外斜肌、腹直肌一起跟著收縮，緊繃整個背部肌肉以固定脊椎。這是一種錯誤的肌肉使用方式，因為這麼做會讓身體變得僵硬，不但用力沒效率，還容易受傷。因此，想鍛鍊核心肌群的人請務必記住：過程中千萬不可以憋氣。

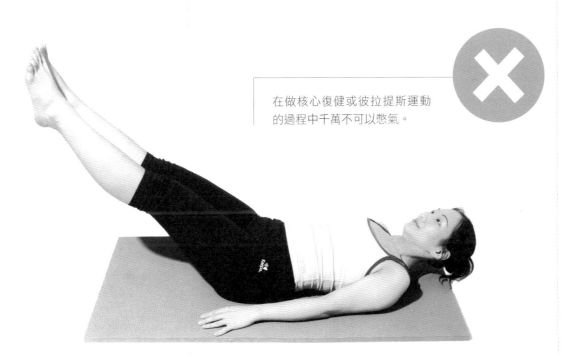

在做核心復健或彼拉提斯運動
的過程中千萬不可以憋氣。

核心復健的
六大要點

· 打開核心的開關——
  正確收縮深層核
  心。
· 動作循序漸進，慢
  慢增強核心肌群的
  肌力訓練。
· 訓練維持靜態與動
  態時脊椎的穩定。
· 肢體練習為 3D 立
  體而非單一平面動
  作。
· 訓練在日常生活的
  動作中都能維持脊
  椎穩定，沒有背
  痛。
· 反覆練習，要練習
  到核心肌群可隨時
  隨地自動反應，不
  需藉由意識刻意控
  制。

從根本治療背痛

從核心復健到
彼拉提斯

核心復健——喚醒鐵衣的神奇運動

60-80％的人，一生中曾有一次以上的背痛經驗，其中 80％急性下背痛患者可以自然痊癒，20％則會反覆發作，甚至形成持續性的慢性下背痛。為什麼背痛始終好不了？前面說過，問題藏結在於深層核心肌群的動作控制發生異常，失去了穩定脊椎、保護脊椎的功能；換句話說，就是天然鐵衣睡著了。

可是，一般治療背痛，很少考慮核心肌群的功能問題。患者不是靜臥休養，就是打針吃藥（常用止痛藥和肌肉鬆弛劑），或進行拉腰、熱敷、電療等復健。經過 4-6 週後，病人的背痛感覺大多會消失，但核心肌群的功能並不一定恢復正常。

在此要慎重提醒大家：背痛消失，並不表示脊椎的問題已經解決，也不表示沉睡的核心肌群會自動跟著恢復。失去核心保護的脊椎，背痛較容易復發，而且惡性循環，脊椎的受傷日積月累，背痛的問題也越來越嚴重，年齡越大，脊椎更容易退化，背痛發作的次數也越來越頻繁，越來越嚴重、越來越難好。

所幸的是，我們可以藉由「核心復健」（Core Rehabilitation），來喚醒「鐵衣」——核心肌群的正常功能。這是由全美排名第一的芝加哥復健醫院（Rehabilitation Institute of Chicago，簡稱 RIC，RIC 目前名稱改為 Shirley Ryan AbilityLab）脊椎暨運動傷害復健中心，近年來在美國運動醫學會、美國復健醫學會大力推動的運動復健新觀念，目前國內也已由萬芳醫院首度引進。

核心復健最重要的觀念，就是藉由運動鍛鍊增強核心肌群的功能，讓患者重新擁有健康的背脊，因此可說是從根本治療背痛。這套方法包含許多針對下背痛致病機轉設計的復健運動（參見 PART3），其特色是重新訓練保護脊椎穩定的深層肌肉群，減少脊椎的負擔與椎間盤的壓力，讓脊椎能維持在所謂的「脊椎舒適位置」，從而降低背痛復發率。根據國外研究報告顯示，核心復健約可減少 70％的背痛復發率。從這個角度來看，核心復健運動可以補強藥物和一般復健治療不足，使背痛傷害達到更完善的治療。

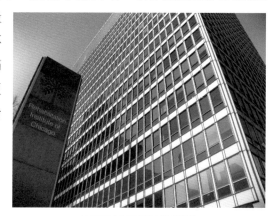

· 美國芝加哥復健醫院 ·

動態穩定訓練

核心復健不只是訓練核心肌群的肌力與肌耐力，也訓練神經的敏銳度（反應時間）。舉例來說，當你不小心一腳踏空、失去重心，如果神經沒有立即反應，發揮微調機制控制核心肌群，將脊椎穩穩固定住，就有可能會閃到腰。因此，在核心復健運動中，「動態穩定訓練」是很重要的。

在一些進階訓練中，會利用治療球或彼拉提斯器械，做一些動態的動作，且要求平衡穩定，即是強化這種訓練。此時，深層核心肌群無法休息，必須不停地收縮；神經迴路也必須發揮微調功能，反覆調整到一個穩定狀態。雖然這樣的訓練做起來比較難，但對日常生活的幫助很大。

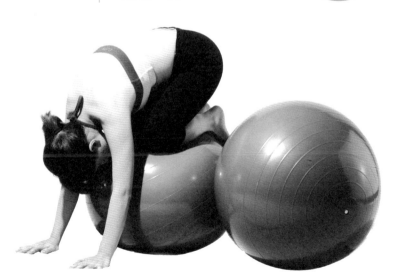

核心復健訓練會利用治療球做動態穩定動作。

- 維持正確姿勢。
- 減少椎間盤受到的壓力。
- 維持脊椎穩定，增加脊椎的支撐性。
- 控制背痛，提昇病患日常生活的品質。
- 降低背痛的復發率。
- 減緩或避免脊椎的退化。

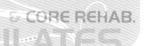

彼拉提斯──多效合一的明星運動

近年來，彼拉提斯風行全球，從許多上流人士、明星的最愛，到成為健身界的熱門話題。為什麼彼拉提斯會這麼紅呢？因為它有許多許多的優點。這種透過呼吸、集中、精確、流暢的運動模式，不但可以訓練深層肌肉的肌力、幫助掌握放鬆肌肉的技巧，加強肢體的柔軟度與協調性，還可以雕塑出玲瓏有致的曲線、創造高䠷優美的姿態，更棒的是，彼拉提斯還能增進身體的控制，促進身體的融合與感覺，使你擺脫壓力，進入身心合一的狀態。

這套「多效合一」的運動，是由喬瑟夫‧彼拉提斯（Joseph H. Pilates）所創，因此以他的姓氏為名。彼拉提斯於 1880 年出生於德國，從小就體弱多病，為了強健體魄，因此自幼四處學習體操、拳擊、健身等可以強身健體的運動與方法；此外，他也積極鑽研東西方養身術，例如東方的瑜伽、太極、坐禪，以及古希臘、羅馬的養生方法。透過這些學習，彼拉提斯在每個運動中，感受身體的每一個動作和肌肉控制，然後他將這些運動融合在一起，發展出彼拉提斯這套運動及彼拉提斯運動哲學。

在第一次世界大戰期間，彼拉提斯幫助許多受傷的士兵復健，得到良好效果。1923 年，他與妻子移居美國，在紐約成立第一間工作室（studio），教授彼拉提斯運動的技巧與法門。很快地，彼拉提斯運動在美國成功傳開，尤其是在舞蹈界，由於舞者的練習與表演很容易造成運動傷害，而彼拉提斯運動的技巧可以幫助受傷的舞者，一步一步地「復健」、「訓練」，提昇其舞蹈表現，因此，許多舞蹈界人士甚至包括現代舞大師瑪莎葛蘭姆，都曾向彼拉提斯學習運動技巧，而彼拉提斯在舞蹈界成功地傳播，也為日後發展奠下良好基石，不但被廣泛運用於舞蹈教學，也由美國東岸傳播到西岸，並在好萊塢明星的推波助瀾下，一躍為健身界新寵。

到了 1990 年代，彼拉提斯運動逐漸被應用於復健治療上。「運動復健」在復健醫學中，本來就是門重要學問；而復健專業與彼拉提斯迸出火花的交集，可以說是在於「核心訓練」。核心復健是近年來復健界的一個重要趨勢與觀念，而彼拉提斯技巧正是訓練「核心肌群」的一種好方法，尤其是彼拉提斯有許多精緻的器械，非常適合應用在復健上。因此，目前有愈來愈多的復健專業人員，以本身醫學專業對疾病的認識、評估，及對復健治療的觀念，運用彼拉提斯的技巧與器械，發展出「彼拉提斯復健」這門學問。目前，部分歐美復健醫學中心，包括全美排名第一的「芝加哥復健醫院」，都有這套器械為病人提供良好復健。

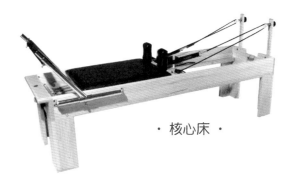

‧ 核心床 ‧

彼拉提斯運動有什麼好處？

· **擁有平衡的身心**

　　彼拉提斯的運動，強調專心、集中，藉由緩和、流暢的動作，來連接身體與心靈，去感受每個動作的知覺。因此，它不但可以增加深層肌肉的肌力與肌耐力，改善柔軟度及加強協調性，還能藉由心靈與肢體的溝通，來帶動肢體的動作，進而達到身心平衡的狀態。

· **維持靈活的肢體、優雅的姿態**

　　彼拉提斯可以使肢體活絡，做完運動後，你的身體會有一種流暢的感覺；而且，透過這些深層肌肉的肌力訓練，會使你不知不覺站得更挺，姿態也變得更正確、更優美，不但看起來較高䠷，也能擺脫姿勢不良造成的背痛困擾。

· **雕塑玲瓏的曲線**

　　彼拉提斯的動作，是緩和、延展性的收縮，因此不像傳統運動容易鍛鍊出大塊肌肉，而是訓練出肌力和修長的肌肉線條。許多人在做過彼拉提斯運動一、兩週後，感覺腰圍小了兩吋，這是因為深層肌肉經過訓練之後具有張力，可以緊束腰部修飾身體線條，如此玲瓏有致的曲線自然就出來。

· **改善腰酸背痛、預防運動傷害與復健**

　　彼拉提斯運動的協調性、平衡性，可以讓肌肉、肌力、協調性、柔軟度都達到一個平衡的狀態，對於預防及改善腰酸背痛有相當大的幫助。此外，近來歐美復健界將其調整修改成適合病人復健需求，也證明彼拉提斯對於控制背痛、預防運動傷害，有非常好的效果。

· **舒緩壓力、促進活力**

　　在彼拉提斯運動中，因為要配合運動、呼吸、伸展及心靈的專注，所以能放鬆緊繃的肌肉、舒緩情緒，紓解沉重的壓力。而且，除了可以幫助做好壓力管理，彼拉提斯對於消除頭痛、肩頸酸痛和胸悶、失眠等文明病是一種不錯的法門，許多人的活動力因此增強，心情轉憂鬱為愉悅，生活品質和工作效率更是大大提昇。

有以下狀況的人，運動計畫均需特別調整與設計，最好先接受專業的醫療評估，尋求正確的指導：

· 椎間盤凸出症。
· 坐骨神經痛。
· 嚴重脊椎側彎。
· 頸椎有骨刺並壓迫到神經。
· 嚴重骨質疏鬆症及有壓迫性骨折。
· 背痛仍處於急 期或亞急性期。
· 手腕、手肘、肩膀、膝蓋、髖關節等處於急性疼痛期。
· 運動時發生不適或疼痛者。
· 懷孕婦女。
· 老年人。

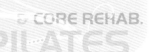
彼拉提斯六大精髓

專注、呼吸、核心、控制、精確與流暢，是彼拉提斯運動六大精髓，也是練習彼拉提斯的六大基本原則與要領，更是彼拉提斯和其他運動最大不同之處。只有掌握這六大精髓，才能正確精準地做好每個動作，得到最佳運動效果，也讓身體獲得最大的好處。

[專注]
Concentration

做彼拉提斯每個動作時，都要全神貫注，
專心去感受每個動作，
專心去感受控制中的肌肉，
還有，專心去傾聽身體回傳的聲音。

專注的好處

· 容易聽到身體的聲音，幫助肌肉放鬆。
· 容易喚起並控制深層肌肉。
· 讓你拋掉擔心、煩惱，忘卻平時佔滿腦袋的瑣事。
· 降低壓力，讓壓力找到一個宣洩的出口。

在做很多運動如慢跑、有氧舞蹈時，你可以不需聚精會神，只需輕鬆進行，即可鍛鍊身體、抒發精力，使心情放鬆、精神愉快。但彼拉提斯就不同了，因為它是一種「有思想的動作模式」，所以在運動過程中，必須保持全神貫注，專心去感受每個動作，專心去感受控制中的肌肉，還有，專心去傾聽身體回傳的聲音。

在彼拉提斯運動中，專注是很重要的一部份，因為它是結合身心的最佳橋樑。彼拉提斯所講的專注，和古老傳統的太極、氣功或瑜伽強調的專注很像，都是集中注意力在動作上，並觀察自己的身體是如何回應自己的專注。如此將注意力全心投入，很容易帶動深層肌肉的收縮，也很容易讓肌肉慢慢放鬆，你可以感受到身體產生奇妙的變化，

平常運動時很難鍛鍊到的深層肌肉有了張力，玲瓏有致的曲線也被雕塑了出來；而且，你還可以感受到身體的另一種輕鬆，煩惱不再干擾你，壓力也從身體與心靈深處找到了出口。

你的「天然鐵衣」睡著了嗎？請「專注」喚醒它吧！

傾聽身體的聲音 如何練習？

　　找一個安靜、舒適的環境，不要有會使你分心的外物。然後，準備一張你喜愛的 CD，作為運動時的背景音樂，注意音樂以悠長、舒服者為佳，像是心靈音樂、自然音樂或古典音樂都很適合：不要選擇有規律、重節奏的音樂，以免思緒被拉著走。

　　開始靜下來後，你就可以去感受你的身體和動作。要感受什麼呢？你可以試著去感受：

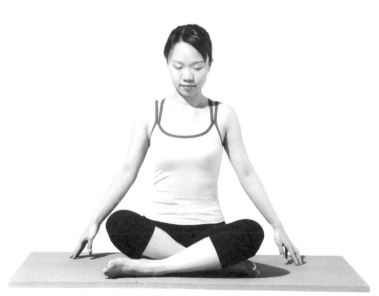

1. 動作中你的關節到哪裡了？聽聽關節的聲音！

2. 哪些肌肉在帶動你的身體？用了多少肌力帶動你的四肢？聽聽肌肉的聲音！

3. 肢體在空間中的位置在哪裡？當你照著指令做動作時，身體傳回哪些訊息？聽聽身體的聲音！（這樣可以感受到身體的進步，如果能做到標準動作，每一次身體都會精準到達相同位置。）

Key Note

- 平時容易煩惱、焦慮或經常感到壓力大的人，比較難進入專注的狀態，這時不要急，多花點時間練習，慢慢來。

- 學習新動作時，因為還不熟悉，所以常常會感到彆扭，這時也不要急，只要經過反覆練習，讓身體去熟悉動作，就可以聽到身體的聲音。

- 人體本身會自然偷懶，總是只想挑容易做的、喜歡做的部分去做，所以像是動作中比較難的部分，身體會加速跳過去，有如摸魚打混一般。這時，反而要在此部分慢下來，專心控制並感受身體的每一個動作，才能發揮訓練效果。

[呼吸]
Breathing

彼拉提斯式的呼吸，是連續而流暢的，
在追求最有效率的呼吸的同時，兼顧核心的穩定力量，
同時具有訓練核心肌群、增加身體的換氣效率，以及放鬆
身心的好處。

彼拉提斯很重視呼吸，它對於整個運動的步調、緩和與控制，有著非常重要的影響，這個原理和瑜伽、太極也有異曲同工之妙。前面說過，橫膈膜呼吸吐氣時，會促使腹橫肌協同收縮，有鍛鍊深層核心肌群之效；此外，在動作中配合均勻緩和的呼吸，也能幫助肌肉放鬆。因此，在呼吸吐納間，不但可以促進深層核心肌群、骨盆肌肉群的收縮控制能力，還可以達到情緒放鬆的狀態。

彼拉提斯式呼吸是強調自然、舒服的，其大原則是「自然的節律，連續而流暢，千萬不可以憋氣。」這看似容易，做起來卻不簡單，而呼吸也是彼拉提斯六大精髓中最困難的一項，要熟練順暢是需要時間的。不過別急，只要能掌握大原則，多練習幾次，一定可以養成習慣。建議你從腹式呼吸開始，先放鬆下來做幾次腹式呼吸，感受一下橫膈膜的動作，再做彼拉提斯式呼吸。

在學習動作之前，一定要先練習彼拉提斯式呼吸的技巧；但也不要因自認呼吸技巧還沒學會，就只敢一直練呼吸技巧，其他動作都不敢做，這樣原地踏步的方式是沒多大用處的。況且，了解呼吸的技巧與原則後，開始配上動作練習，更能感受到正確的呼吸法。

腹式呼吸如何練習？

1. 找張椅子舒服地坐著，或躺在地板上。

2. 將左手放在肚臍上。

3. 以鼻子深深地吸氣，感受左手和肚子鼓了起來。[圖 1]

4. 由口長長地吐氣，感受左手和肚子凹陷下去。[圖 2]

腹式呼吸的好處

· 提高呼吸的效率。
· 能讓緊張的情緒、肌肉和肩膀放鬆下來。建議多利用工作空閒或零碎3、5分鐘時間，休息一下做做腹式呼吸，來舒緩身心。

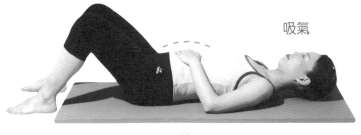

吸氣

1

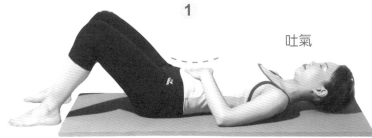

吐氣

2

彼拉提斯式呼吸如何練習？

　　與腹式呼吸相同，也是運用橫膈膜的運動來呼吸，所不同的是，呼吸時強調胸廓往側面開合，而不是強調肚子的鼓起或凹陷。如此呼吸的話，可以讓你的身體在動作過程中，仍維持很好的核心控制及脊椎的穩定，不會因為吸氣肚子鼓起來，核心完全放鬆而失去了脊椎的穩定。

1. 找張椅子舒服地坐著，或躺在地板上。

2. 拿一條長毛巾，繞過肋骨下緣，雙手置於胸前抓著毛巾兩端。

3. 以鼻子深深地吸氣，想像將空氣灌入兩側肋骨架子下緣，此時左、右肋骨下緣會往兩側撐開，有如展翅一般；而且，因為胸廓擴張，可以感覺毛巾被拉緊。[圖 1]

4. 由口長長地吐氣，此時左、右肋骨下緣會往下往中心收回，　有如鳥兒合上翅膀。[圖 2]

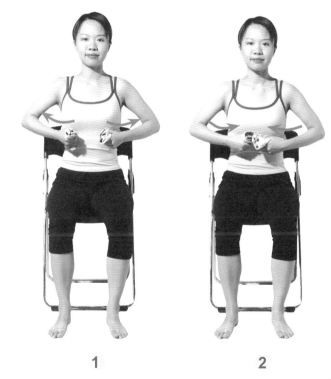

1　　　　2

彼拉提斯式呼吸的好處

- 訓練核心肌群。
- 增加身體呼吸及換氣的效率。
- 放鬆肌肉、減低壓力。

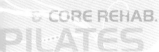

［核心］
Centering

彼拉提斯很強調找到身體的中心，將力量往中心集中，
這與現在的核心肌群概念不謀而合。
其實，中國自古就有此智慧，
所謂「丹田」指的就是身體的核心。

彼拉提斯很強調身體的中心部位，即鍛鍊中心區域的肌肉，他稱之為「Power house」，這與現在的核心肌群概念不謀而合。其實，中國自古就有此智慧，所謂「練氣功，丹田要練好」，丹田指的就是身體的核心。

我們可以常常去感受身體的中心，感受力量往中心集中，身體中軸往兩頭延伸的感覺，像是均勻地往中心擠牙膏管，而牙膏會往天花板方向延伸。我們做彼拉提斯運動過程中，也會不斷地用到核心肌群，使它們變得更強健。如此不斷練習，目標要能自然融入日常生活中，在彎腰、抬腿、搬重物之前，深層核心肌群就會自然先啟動來保護脊椎，避免背部受到傷害。

強健核心部位，不僅是解除腰酸背痛困擾最有效的方法，同時也是維持正確姿態的根本。此外，在 30 至 60 分鐘的彼拉提斯運動過程中，這群包裹著腹部、下背部、髖部和臀部的肌肉都緊緊收縮，這也對曲線雕塑有相當大的幫助。

掌握核心的好處

· 保護脊柱，預防並避免背部受到傷害。

· 收縮核心肌群，對腹部、臀部的曲線雕塑有很大幫助。

墊腳尖感受核心如何練習？

核心是正確姿勢與優美姿態的根本，因此可以姿態作為感受核心的練習。

1. 雙腳與肩同寬，腳跟著地，將腳趾頭抬高，越高越好，5 秒鐘後再緩緩放下。想像腳跟、大腳趾腳球與小腳趾腳球成三角形，將這三角形穩穩地、平均地放在地面。[圖 1]

2. 由下到上慢慢調整肢體各部位：膝蓋不要鎖死→大腿內側由下往上延伸縮緊→夾臀→收縮骨盆底肌肉→收小腹→挺胸→肩膀放鬆下壓→下巴收回，舌頭輕捲，頂向上顎→感覺有一條線由後腦勺輕輕將頭拉向天花板。

3. 踮起腳尖，持續往上延伸的力量，維持姿勢 [圖 2]，然後雙手緩和抬起，向上延伸去感受核心，注意不可以聳肩，腳踝不要外擴。[圖 3]

Key Note

· 感受身體往中心集中，中心軸往兩頭延伸。

· 維持正確且延伸的姿態，讓自己能隨時隨地掌握核心。

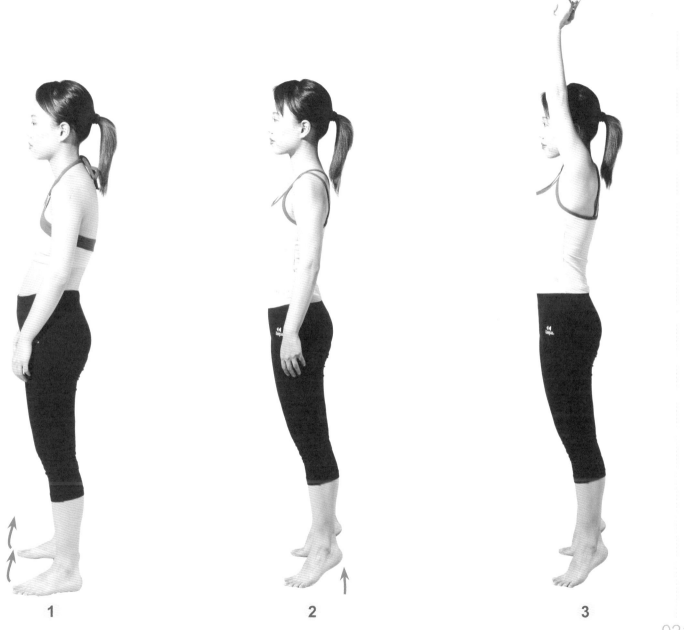

1

2

3

[控制]
Control

控制需要很多的肌力良好地協調，
動作越慢，控制就越難；
而所有彼拉提斯的動作，都是緩慢、等速且流暢的，
因此做起來很吃力，但相對來說效果也很好。

彼拉提斯將自己對運動的哲學與心得，發展成一門學問，叫作「控制學」。他認為每個動作的過程，都要在自己可控制的狀態下，如果肌力不夠、無法控制，寧可把動作強度降低到可控制的範圍，才能發揮運動的效益。

學習彼拉提斯的控制，就好像小孩學走路，當肌力不夠時，走路自然搖搖擺擺，隨著不斷練習、成長，肌力日漸提昇，走路才越來越穩，不再跌倒。你也可以把學習肌肉控制的過程，看作練直排輪一樣，沒學過的人，一站上直排輪就會失去平衡跌倒，但隨著日漸練習，就會知道肌肉何時該用力、放鬆才平穩，熟練後，甚至可以像花式溜冰一樣，隨心所欲做自己想做的動作。

彼拉提斯每一個動作，都需要集中心力去控制，以鍛鍊平衡的身體。控制需要很多的肌力協調，動作越慢，控制就越難；而所有彼拉提斯的動作，都是緩慢、等速且流暢的，因此難度很高，做起來很吃力，但相對來說效果也很好，特別是對雕塑曲線有相當大的作用。要注意的是，做彼拉提斯時，不要有暴衝忽快忽慢，失控擠壓的動作，因為這表示控制不夠，如此不但達不到訓練效果，反而容易造成運動傷害。

舉啞鈴如何練習？

1. 舉起啞鈴（或裝水的 600 cc 礦泉水瓶），做緩慢等速手肘彎曲，然後伸直的訓練動作。[圖 **1 / 2**]

2. 放下啞鈴，但仍想像拿著啞鈴的重量，做同樣速度的動作，有如啞鈴的重量仍在，去感受手的不同運用方式。

拉毛巾如何練習？

1. 雙手拉著一條毛巾，右手在上，左手在臀部下方，以右手拉扯帶動左手上提。[圖 **3 / 4**]

2. 放下毛巾，但雙手仍做拉扯毛巾的動作，想像左手仍受外力拉扯而上提，去感受左手的控制力量。

控制的好處

日常生活的動作，如果都能掌握「控制」這個原則，則身體就不易受傷，且姿態會很優美。

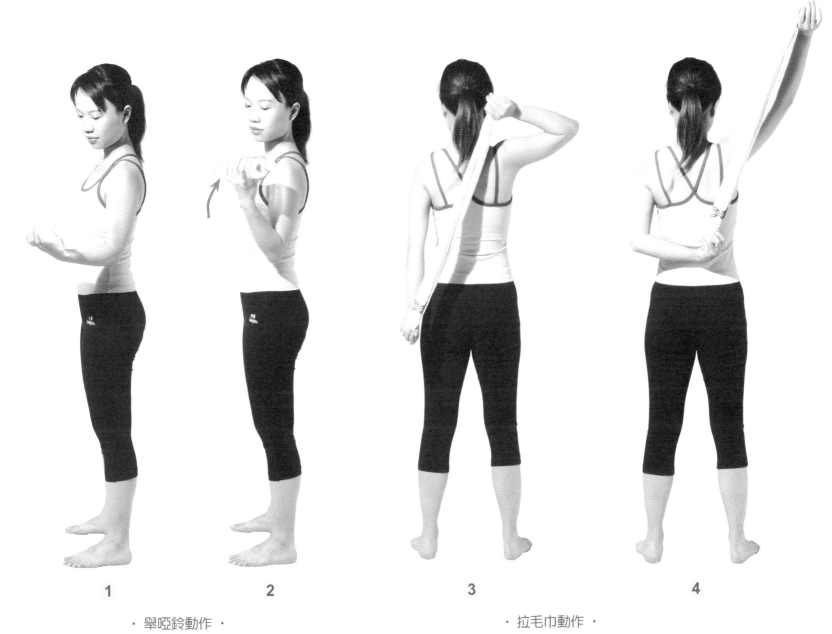

1   2   3   4

· 舉啞鈴動作 ·   · 拉毛巾動作 ·

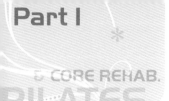

[精確]
Precision

精確有兩種意義，
第一是「動作的精確」，第二是「定點的精確」，而全神
貫注做出精確完美的動作，
絕對是達成目標的必要條件。

彼拉提斯的每個動作，都有其目的性；每個指令，對每個動作的達成都有其重要性，如果無法精確做到，效果就會大打折扣；如果只是漫不經心做著動作，即使做上百次，也是毫無效果可言。因此，專注地做出精確完美的動作，絕對是達成目標的必要條件。

所謂精確，有兩種意義，第一是「動作的精確」，也就是做得對比較重要，不要求做很多次，也不要求強度很強，或動作很難、很大、很快，寧可簡單也要做得正確；如果無法做到，也不要做錯還硬做，而是要把難度降低，或是讓動作範圍變小，掌握在不痛的範圍。第二種意義是「定點的精確」，彼拉提斯有很多如舞者的動作，四肢必須放在某個定點才會姿態優美，達到訓練目的，因此對於如何達到正確定點非常要求。

做彼拉提斯運動時，呼吸的配合也要順暢且正確，如此不斷地集中意志去練習，可使身體的控制進步，肢體越來越輕盈，姿態也會更為正確且優美。就像舞者在舞台上呈現精準的舞蹈動作一樣，你也可以透過反覆練習，自然而然養成生活中優美的姿態與動作。

精確的好處

只有動作精確，訓練效果才會出來。因此，運動過程中寧願正確，不求難、快或次數多，才能從彼拉提斯中得到好處。

感受定點的精確 如何練習？

想像前方有一個門把，用手去指那個門把；接著後退幾步，再用手去指那個門把，看是否還是同一定點？如此練習熟練後，可以閉上眼睛用手指門把，再張眼確認是否為同一定點。

建議最好反覆練習，讓手指頭更聽你的使喚。

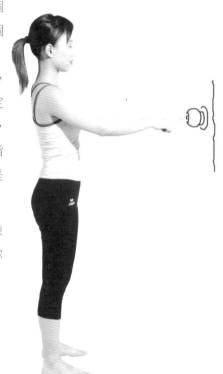

[流暢]
Flow

從打開核心開關開始，配合呼吸技巧，
專注地控制肢體、維持緩慢一致的速度，
做好每個精確的動作，
就是流暢優雅的彼拉提斯。

　　流暢是整個彼拉提斯運動的統合，要達到動作流暢，速度就要緩慢又平均。你可以想像自己的動作有如一個輪子，以很穩定的速度慢慢地向前滾動，它不會馬上停下來，也不會忽快忽慢。這種流暢的動作，很像太極拳大師打拳時的樣子。

　　彼拉提斯的流暢動作是很連貫的，而且，不只是每個動作要如此，如果這組動作要重複做 5 次，則這 5 次之間也是連貫的，拉緊的肌肉（深層核心肌群）都不能放鬆。流暢另一個重點，是動作要盡量做到最大的範圍、最大的關節活動度，讓肢體在空間的延展有如行雲流水。

　　彼拉提斯認為只有緩慢連貫的延展動作，才能達到良好效果；但這樣的作法卻增加了動作的難度，因為要維持速度緩慢一致的連貫動作，必須有很好的肌力與協調力，做起來並不輕鬆。不過，這也是彼拉提斯動作優美的地方。從打開核心開關開始，配合呼吸技巧，專注地控制肢體、維持緩慢一致的速度，做好每個精確的動作，就是流暢優雅的彼拉提斯，這種動作不會訓練出大塊肌肉，而是修長的身體線條，同時還能訓練出平衡的肌力及柔軟度，使脊椎得到穩固保護，也使姿態變得優美。

以仰臥起坐去感受流暢與爆發 如何練習？

　　仰臥起坐可以幫助練習動作的流暢，也是感受彼拉提斯與一般運動原則不同的好範例。傳統仰臥起坐是屬於爆發性的，要求次數多、速度快；但彼拉提斯式的仰臥起坐，要求的卻是均勻速度與緩和動作，不爆發求快，也不完全放鬆腹肌，因此兩者效果完全不同。前者以訓練腹直肌為主，讓肌肉變得肥大，對脊椎卻沒什麼好處；而後者能訓練到深層核心肌群，並達到肌肉拉長緊實的良好效果。

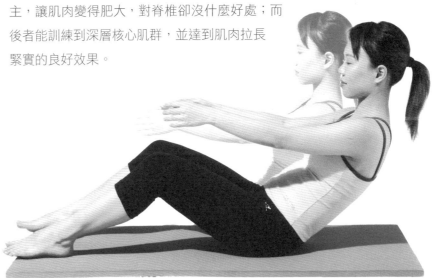

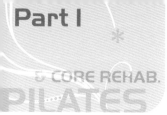
自我檢視

挖掘核心問題

檢查一 ➡ 你的背痛困擾和核心有關嗎？

在所有門診中，除了感冒人數，就屬下背痛病人最多。你也有背痛困擾嗎？如果有慢性下背痛（疼痛連續超過三個月）或反覆發作的下背痛，絕對不能輕忽，因為長年受背痛困擾，會導致日常生活品質變差，不但容易失眠、頭痛、胸悶，無法久坐、久站，還有可能連拖地、抱小孩都會痛。如果你長期受下背痛困擾，請試著回答右欄的「核心六問」。

檢查二 ➡ 你知道自己的背痛嚴重程度嗎？

腰酸背痛的症狀有輕有重，有些人只是隱隱酸麻，有些人則是痛到直不起腰，到底你的背痛程度如何？下一頁的「歐氏下背痛功能評估表」（簡稱「歐式量表」），可以幫你檢視自己背痛的嚴重程度，也可以作為改善程度的依據。請你先依自己日常生活的狀態作勾選，計算總得分，再依循本書建議運動一個月，然後再作勾選計算得分，來評估背痛的改善狀態。隨著分數不斷下降，你會對遠離背痛、重拾健康背脊越來越有信心。

誰需要做核心復健？

核心六問：

☐ 背痛反覆發作，總是好不了？

☐ 很容易閃到腰？

☐ 自覺腰部（軀幹）很沒力氣，腰都挺不直？

☐ 從彎腰到站直或在某個姿勢（例如稍微轉個身或搬個東西），會覺得腰無法使力或忽然抽痛？

☐ 稍微姿勢不對，會讓症狀加劇好幾倍，且每次背痛的症狀愈來愈嚴重。

☐ 從坐姿到站立，常需要用兩手按住膝蓋才站得起來？

如果你長期有背痛的困擾，且有以上任何一個項目打勾，就表示你的核心肌群功能不彰，可透過核心復健運動，加以鍛鍊腹肌、背肌，才能從根本改善背痛。

歐氏下背痛功能評估表

此評估表翻譯自 Oswestry low back pain disability questionnaire

在每個部分都有幾項敘述，請在最能描述你的感覺的句子前打「✓」。

第一部分：疼痛程度

- [ ] 1. 我無須服食止痛藥就可以接受疼痛。
- [ ] 2. 我的痛楚不好受，但我仍可以忍耐，無須服食止痛藥。
- [ ] 3. 止痛藥可以完全消除我的痛楚。
- [ ] 4. 止痛藥可以減低一部份的痛楚。
- [ ] 5. 止痛藥只可以減低極少的痛楚。
- [ ] 6. 止痛藥不能消除我的痛楚，我沒有服食。

第二部分：自我照顧

- [ ] 1. 我在進行洗澡、穿衣等日常活動時，不會產生額外的疼痛。
- [ ] 2. 我可以正常進行洗澡、穿衣等日常活動，但覺得很痛。
- [ ] 3. 因為疼痛，我必須小心且緩慢地完成洗澡、穿衣等日常活動。
- [ ] 4. 我可以完成大部分洗澡、穿衣等日常活動，但需要一些協助。
- [ ] 5. 我的一般日常生活，都需要別人協助才能完成。
- [ ] 6. 我無法穿衣，沐浴有困難，我都躺在床上。

第三部分：抬重物

- [ ] 1. 我可以提起重物，不會引發更多的疼痛。
- [ ] 2. 我可以提起重物，但會引發更多的疼痛。
- [ ] 3. 因為疼痛，我無法自地面提起重物；但如果這個重物放在桌面上，我就可以提起來。
- [ ] 4. 因為疼痛，我無法提起重物；但如果東西不重，而且放在桌面上，我就可以提起來。
- [ ] 5. 我只能提起很輕的東西。
- [ ] 6. 我無法提起或攜帶任何物品。

第四部分：走路

- [ ] 1. 我可以行走任何距離，不受疼痛的影響。
- [ ] 2. 因為疼痛，我無法行走超過 1.6 公里（4 圈大操場跑道）。
- [ ] 3. 因為疼痛，我無法行走超過 400 公尺（1 圈大操場跑道）。
- [ ] 4. 因為疼痛，我無法行走超過 100 公尺。
- [ ] 5. 我一定要拿手杖或拐杖才能行走。
- [ ] 6. 我大部分時間都躺在床上，而且必須用爬的去廁所。

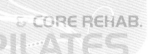

第五部分：坐

☐ 1. 我可以坐在任何椅子上，而且坐多久都行。

☐ 2. 我只能坐在最喜歡的椅子上，坐多久都可以。

☐ 3. 因為疼痛，我無法坐超過一小時。

☐ 4. 因為疼痛，我無法坐超過半小時。

☐ 5. 因為疼痛，我無法坐超過十分鐘。

☐ 6. 因為疼痛，我根本無法坐著。

第六部分：站立

☐ 1. 我站多久都可以，不會引發更多的疼痛。

☐ 2. 我站多久都可以，但會引發更多的疼痛。

☐ 3. 因為疼痛，我無法站超過一小時。

☐ 4. 因為疼痛，我無法站超過半小時。

☐ 5. 因為疼痛，我無法站超過十分鐘。

☐ 6. 因為疼痛，我根本無法站立。

第七部分：睡眠

☐ 1. 我的睡眠不受疼痛干擾。

☐ 2. 我的睡眠偶而會受疼痛干擾。

☐ 3. 因為疼痛，我的睡眠少於六小時。

☐ 4. 因為疼痛，我的睡眠少於四小時。

☐ 5. 因為疼痛，我的睡眠少於二小時。

☐ 6. 我痛到沒辦法睡。

第八部分：社交生活

☐ 1. 我的社交生活正常，且不會引發更多的疼痛。

☐ 2. 我的社交生活正常，但會加劇疼痛。

☐ 3. 疼痛並沒有對我的社交生活造成太大影響，除了較費力的活動（例如運動）。

☐ 4. 疼痛影響了我的社交生活，讓我比較不常出門。

☐ 5. 疼痛使我的活動侷限在家裡。

☐ 6. 因為疼痛，我沒有任何的社交生活。

第九部分：旅行

- [ ] 1. 我可以到任何地方旅行，不會引發疼痛。
- [ ] 2. 我可以到任何地方旅行，但會引起更多的疼痛。
- [ ] 3. 雖然很痛，但我可以旅行超過二小時。
- [ ] 4. 因為疼痛，我出門旅行不能超過一小時。
- [ ] 5. 因為疼痛，我出門旅行不能超過半小時。
- [ ] 6. 除了到醫院接受治療外，疼痛使我幾乎無法出門。

第十部分：工作與家事

- [ ] 1. 我可以完成所有該負責的工作或家事，並不會產生疼痛。
- [ ] 2. 雖然會增加疼痛，我仍然可以完成所有該負責的工作或家事。
- [ ] 3. 我可以完成大部分的工作或家事，但無法做負荷過重的工作（例如搬重物或長時間彎腰）。
- [ ] 4. 因為疼痛，我只能做輕鬆的工作或家事。
- [ ] 5. 因為疼痛，我連做輕鬆的工作或家事都有困難，但即使勉強也還是可以做。
- [ ] 6. 因為疼痛，我完全無法做任何工作。

分數計算方式：

　　每一部份，都是選 1. 者 0 分；2. 者 1 分；3. 者 2 分，餘此類推，至最高 6. 者 5 分。

　　所有分數加總後，找出分數級距，就可以看出自己的背痛狀況。請每隔一段時間重新檢視一次，如果進步了，不妨在日期上加個笑臉，給自己鼓勵鼓勵！

總分：

分數級距	日常生活狀況	日期	日期	日期
0～4 分	日常生活不受影響			
5～14 分	日常生活感到不便			
15～24 分	日常生活產生困難			
25～34 分	日常生活處處受限			
35 分以上	日常生活完全受限			

D. CORE REHAB.
PILATES

動作檢視
了解自己的身體狀況

檢視一 ➡ 正確姿勢 VS. 錯誤姿勢

　　姿勢的好壞，決定了我們脊椎負荷的多寡，以及肌肉的平衡性。不過，只看照片並不能知道自己哪裡姿勢錯誤，最好的方法是趕快站到鏡子前，從正面和側面檢視自己的姿態。

起始位置

· 站姿，面對鏡子與側對鏡子。

檢測動作

· 維持此姿勢。

檢　視

· 身體兩邊是否不平均？

· 肩膀是否聳起？

· 臀部是否太突出？

· 腰部是否太過凹陷？

· 下巴是否突出或上抬？

常保正確姿勢

如果有右述狀況，表示姿勢錯誤。這時請將站姿調整成：雙腳與肩同寬，臀部微微夾緊，肚臍往內、朝上收一些，肩膀下壓盡量與耳朵距離拉開，收起下巴感到臉有如被壓扁，再看看是否仍有右述情形。如果沒有，就表示這是正確的好姿勢，平時請盡量保持這種狀態。

頭、頸部下巴往前推、往上翹：這樣會使肩頸部肌肉緊繃，造成肩頸酸痛。

肩部前傾、駝背：長時間肩膀前傾，會造成姿態不好並引起頭痛。

下背太凹陷：腰椎曲線如果前傾，會造成腰酸，有時甚至會覺得腰要斷掉似的。

小腹突出

臀部後翹：臀部後翹過度，會造成腰椎壓力過大，易有脊椎滑脫的產生。

膝蓋與腳尖成內八或外八字：如果腿的位置不對，會造成膝蓋、腳踝的疼痛。

❌

· 錯誤姿勢 ·

頭部放正、眼睛平視，下巴稍微回收，想像有一條線由後腦勺往上拉，將頸部拉長。

像立正一樣，抬頭挺胸，肩膀後縮、放鬆，雙手自然放下。

肚臍內縮（收小腹），脊椎挺起來。

肚臍內縮使骨盆往後調整，這時試試像憋尿似地縮緊骨盆底肌肉。

膝蓋不鎖死，雙腳平踩地面，膝蓋朝正前方，保持重心平穩，腳趾頭不捲曲。

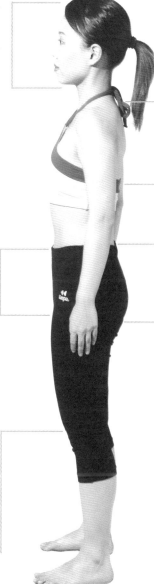

· 正確姿勢 ·

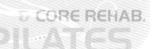
檢視二 ➡ 深層核心肌群的收縮控制

你可以嘗試以下兩種姿勢,看看深層核心肌群的收縮控制能力是否睡著了。

觸摸感應法

起始位置

仰臥,雙腳屈膝立於地面,手指放在肚臍下方兩側,以 2 隻手指深壓。[圖 **1**]

檢測動作

把肚臍往內、朝上收一點點,保持這種微收小腹的狀態(約 1/3 的最大收縮力),盡量維持正常呼吸。

檢 視

· 手指可否感覺到張力?
· 可否正常呼吸,並且維持張力 10 秒鐘?

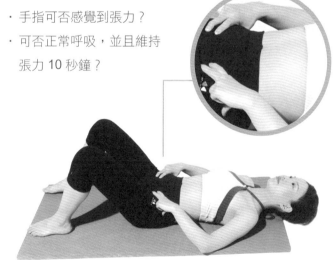

1

呼吸結合收縮法

起始位置

仰臥,雙腳擱在椅子上,膝蓋微微夾著毛巾,膝蓋、骨盆呈 90 度角。[圖 **2**]

檢測動作

腰椎貼平在地板上,把肚臍往內、朝上收一點點,保持這種微收小腹的狀態,盡量維持正常呼吸。

檢 視

· 是否無法微收小腹或肚子反而鼓出來?
· 是否無法同時維持微收小腹及正常呼吸?
· 是否出現憋氣現象?

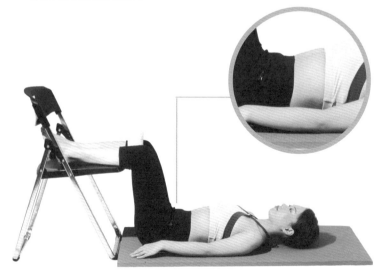

2

觸摸感應法

如果手指感覺不到張力,或無法維持張力 10 秒鐘,就表示深層核心肌群的收縮控制有問題。

呼吸結合收縮法

如果無法微收小腹並維持正常呼吸,就表示深層核心肌群的收縮控制有問題。

檢視三 ➡ 中央帶檢視

中央帶（central girdle）分為肩帶、骨盆帶和脊椎，此三者牽一髮動全身。中央帶檢視可檢查三者間彼此的關係，看脊椎旋轉的活動度是否足夠、肩胛骨是否太緊，以及兩邊是否平衡。

起始位置

站姿，面對鏡子，雙手交疊胸前，骨盆不扭轉，正對前面，肩膀放鬆，感覺身體拉長。[圖 1]

檢測動作

吸氣預備，吐氣時肚臍內收，以腰為軸心，慢慢將上身由胸、頸至和頭依序向右轉 [圖 2]，然後回到正中；再慢慢地同樣將上身和頭依序向左轉，然後回到正中位置。動作中，仍感覺脊椎延伸向上，肩膀盡量放鬆不聳起，骨盆朝前不旋轉。

檢視

· 每次身體旋轉到達的位置，兩側是否一致？

· 由腰、胸、頸至頭一節節做旋轉時是否很平均？或是否有哪一段特別不活動？

· 肩胛骨附近是否很緊繃？

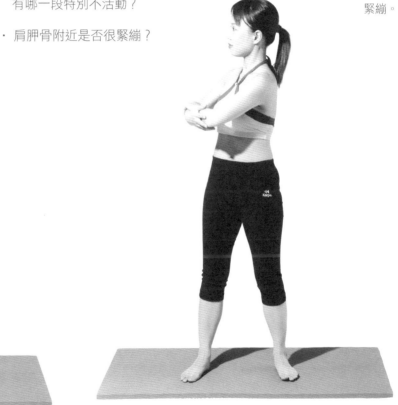

1

2

檢視四 ➡ 脊椎狀態

這個動作可同時測試並矯正自己的姿態、體線，也可以同時測試大腿後側肌群是不是太緊。它可以作為測試動作，亦可作為訓練動作，或是在運動前當作準備運動。此外，當感到肌肉緊繃或姿勢不正時，也可以作此前彎動作來舒緩並調整身體。

起始位置

站姿，側對鏡子，維持肚臍往內、朝上狀態，臀部微微夾緊，肩膀放鬆。[圖 1]

檢測動作

1. 緩慢低下頭來，讓下巴盡量靠近胸廓。[圖 2]

2. 從頸椎、胸椎、腰椎到臀部由上往下一節節彎腰下來；讓手自然垂下，盡量向下延伸靠近地面。[圖 3]

3. 由臀部、腰椎、胸椎、肩膀、頸部、頭依序逐漸將身體蜷回直立，速度越慢越好，以感受肌肉被拉長的感覺。先將小腹微收，尾椎骨往下，把骨盆拉起來後，脊椎由下往上一節一節拉起來，保持脊椎是長的、延伸的，肚臍內縮，保持良好姿勢。

檢　視

· 過程中，背部是否有疼痛、抽痛或酸軟無力的感覺？

· 脊椎是否可以一節一節地捲上或捲下？

· 是否感到背部或大腿後側很緊？

· 回到站姿後，是否仍可以保持正確姿勢？過程中身體是否會歪向一邊？

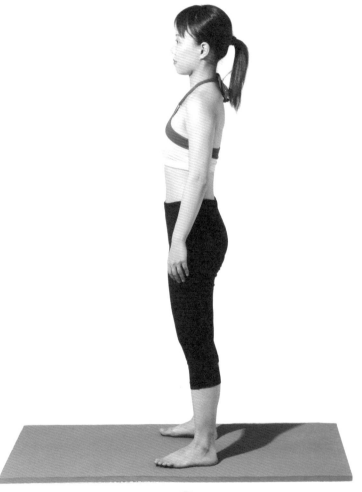

1

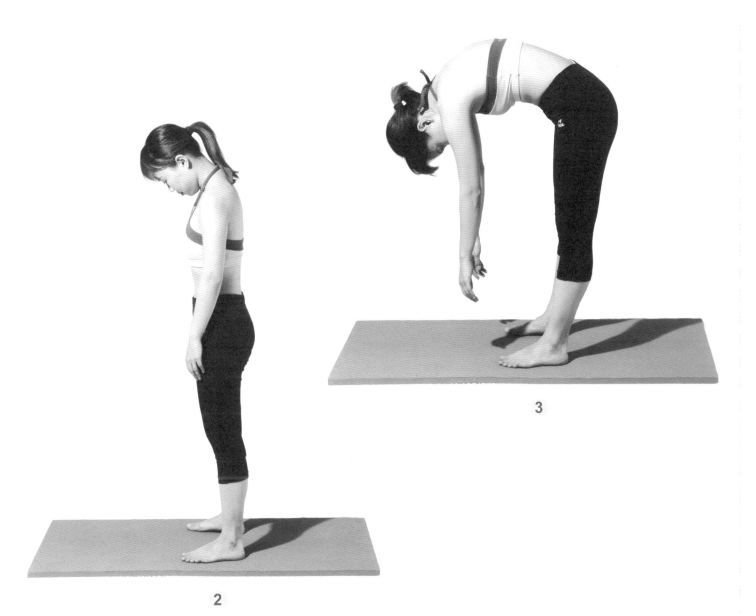

再次叮嚀

如果有背痛或無力
感,表示核心肌群穩
定脊椎的肌力不夠;
如果脊椎無法平均順
利捲上或捲下,表示
脊椎與脊椎間的活動
度不好;如果背部或
大腿感到很緊,表示
背肌或腿後肌柔軟度
不足;如果身體會歪
向一邊,表示兩側肌
力不平衡,或有脊椎
側彎情況。

3

2

035

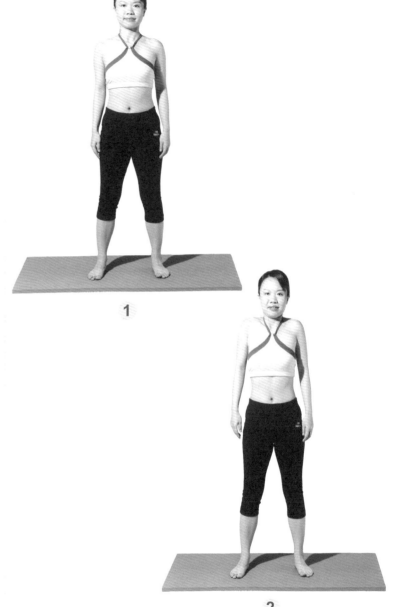

檢視五 ➡ 肩頸上背狀態

每天生活的壓力與疲勞，似乎都累積到肩頸上背部，造成肌肉緊繃、駝背、不自覺地聳肩，導致肩頸疼痛、呼吸困難或頭痛等。以下這兩種檢視方法，可以幫你評估是不是給自己太大壓力了；此外，它們也可以幫你檢視肩頸部肌肉是否過於緊繃，各關節相對控制力是否正確。

聳肩放鬆法

起始位置

站姿，面對鏡子，將姿勢擺正，並注意肩膀的起始位置（可參見檢視一的正確姿勢）。[圖 1]

檢測動作

將肩膀聳起，使肩膀盡量靠近耳朵 [圖 2]，再使肩膀自然放下（注意肩膀放下不需太過小心或太過緩慢），如此重複三次。

檢　視

· 兩側肩膀是否不一樣高？

· 重複二次，比較前後的姿勢是否不一樣？

再次叮嚀

幾次聳肩後，若無法放鬆肩膀，亦無法使肩膀輕鬆下垂，表示肌肉太容易緊張，肩頸太緊繃，必須時常維持肩膀往後，往下延伸的感覺（朝向對側的褲子後方口袋方向）。

手臂後伸法

起始位置

　　站姿，側對鏡子，將姿勢擺正。肩膀放鬆，感到頸部拉長。雙手自然置於身體兩側，手心朝後。[圖 1]

檢測動作

　　先將肩胛骨往後、往下壓（朝褲子後口袋的方向），讓肩膀有微微下沉的感覺；然後手掌朝後，將手往後移動。[圖 2]

檢　視

· 過程中肩膀是否會抬起來？

· 肩膀是否跟著移動？

· 是否聳肩？

· 肩膀是否無法完全放鬆？

· 掌心是否向內轉？

再次叮嚀

如果肩膀有移動情形或無法放鬆的狀態，表示連接肩部與頸部間的肌群、筋膜太過緊張，導致動作控制力差，無法單一個別控制肩關節。此時，請試著再重複練習檢測動作（注意動作寧願小，也不要造成聳肩或掌心內轉），直到有肩膀打開、胸部擴張的感覺就對了。記住這種感覺，隨時隨地保持它。

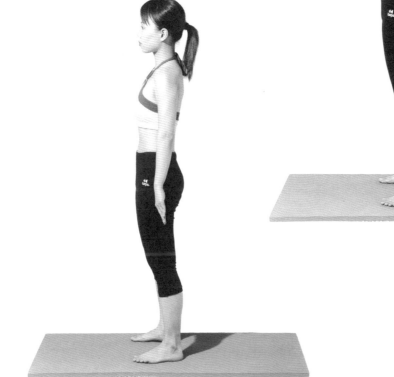

2

1

檢視六 ➡ 腹肌的肌力

這個方法是檢視腹部肌肉的肌力。足夠的腹肌肌力，可使腹內壓增加，讓脊椎如同擁有氣囊保護。

（起始位置）

仰臥，雙腳懸空呈 90 度角，同時頭部延展，眼睛注視肚臍，手臂挨著身體，手心向下離地、與身體高度一致，腰椎與地面保持一定空間，維持骨盆穩定不移，肩胛骨微離地面。[下圖]

（檢測動作）

維持此姿勢。

（檢　視）

・ 可否維持超過 12 秒？

・ 大腿是否一直靠向胸口？

・ 骨盆是否能穩定不動？

・ 是否會憋氣？

再次叮嚀

如果無法維持足夠時間，或大腿無法一直靠向胸口，或有骨盆搖晃、憋氣情形，都表示腹肌肌力不足，腹肌耐力也不足。

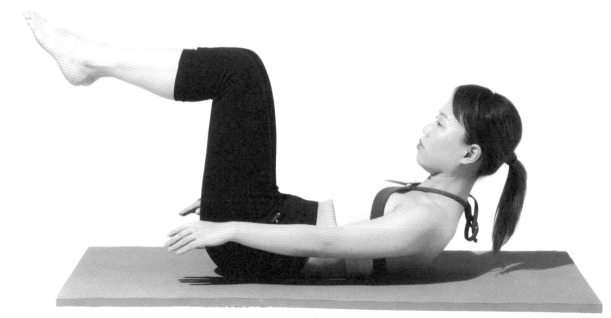

1

檢視七 ➡ 背肌的肌力

這個方法是檢視背部肌肉的肌力。背肌與腹肌共同穩定維持脊椎在舒適的正中位置，因此一定要有足夠的肌力。

起始位置

俯臥趴在地面，雙腳內收，腳尖豎起，兩個膝蓋同時貼著地面，手臂呈 U 字型貼地。[圖 1]

檢測動作

將上半身離地，使頭離開約 2 指幅寬，手臂仍呈 U 字型離地，約與耳齊，手掌攤開，手心朝下，並維持此姿勢。[圖 2]

檢視

· 可否維持超過 12 秒？

· 手臂是否會下垂？

· 頭部姿勢是否無法維持？

再次叮嚀

如果無法維持足夠時間或正確的頭部姿勢，或手臂有下垂情況，表示背部肌力不足，背肌耐力也不足。

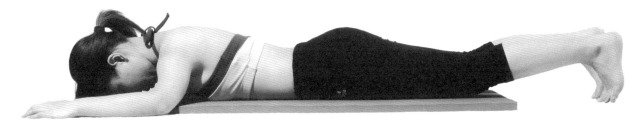

1

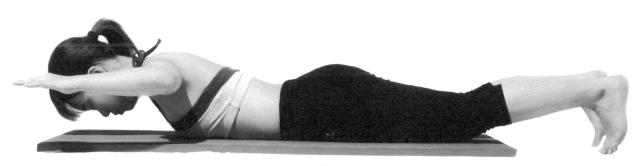

2

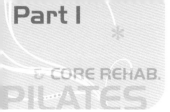
檢視八 ➡ 脊椎骨盆穩定能力

　　以下兩種方法，是用來檢視日常生活中脊椎骨盆的穩定能力。脊椎骨盆的穩定能力足夠，日常生活的動作才有效度（耗能量少），並且可使脊椎周圍組織不被拉扯，預防傷害產生。

單腳站立

(起始位置)

站姿，面對鏡子，將姿勢擺正。

(檢測動作)

　　將右腳膝蓋抬起呈 90 度角，同時盡量維持直立向上延伸的脊椎，再換腳抬起。[圖 1]

(檢　　視)

· 可否維持直立的脊椎？

· 臀部會不會偏移掉下？

· 身體是否會彎曲？

再次叮嚀

如果脊椎無法維持直立，或臀部會偏移掉下、身體會彎曲，表示脊椎骨盆穩定能力不好，在日常動作中易使脊椎的位置跑掉，增加腰椎、膝蓋的負擔。

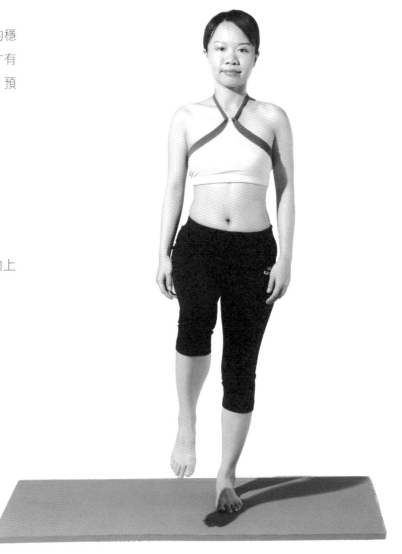

1

登階平衡

起始位置

　　找一個矮箱或將兩本電話簿堆疊起來，放在鏡子前方作為階梯。然後採站姿面對鏡子，將姿勢擺正。[圖 2]

檢測動作

　　做登階動作，就像爬樓梯一樣，注意腳踏上去時要用力 。[圖 3]

檢　視

· 過程中兩側骨盆是否一直平行？

· 可否維持直立的脊椎？

· 臀部會不會偏移掉下？

· 身體是否會彎曲？

再次叮嚀

如果無法維持骨盆平行或脊椎直立，或臀部會偏移掉下、身體會彎曲，表示脊椎骨盆穩定能力不好，在日常動作中易使脊椎的位置跑掉，增加腰椎、膝蓋的負擔。

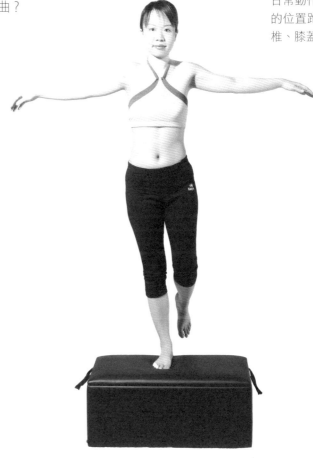

2

3

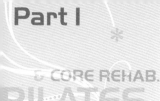

CORE REHAB.
PILATES

得心應手的輔具
認識運動裝備與器材

彼拉提斯核心復健運動裝備

無論是核心復健還是彼拉提斯，做地墊運動時，一定要準備一張能止滑並防止背部、膝蓋疼痛的軟墊，以防運動傷害發生。一般來說，軟墊可分為以下三種：

■ 軟墊

固定式軟墊

一般醫院使用的是固定式軟墊，其材質較厚，緩衝效果和保護背部效果均較佳，缺點是體積較大、較不好收存。

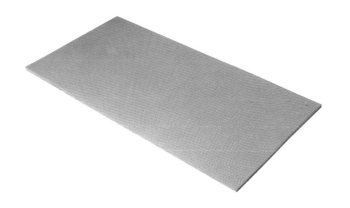

可捲式軟墊

市面上販售的大多是可捲式軟墊，其材質較薄，收起來成一卷，較不佔空間，容易攜帶，但一般來說緩衝效果沒有固定式軟墊好。不過，目前也有推出醫療級的可捲式軟墊，緩衝效果很不錯，只是價格也很貴，大約在千元以上。

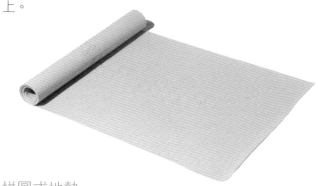

拼圖式地墊

如果不想花錢買軟墊，也可以考慮使用家中已有的拼圖式地墊。因為這種保護小朋友的軟墊材質，與醫院專用的固定式軟墊差不多，只要大小符合自身需求（能支撐整個身體）即可。

■ 抗力球

　　抗力球可以強化核心肌群收縮、增加平衡穩定的難度，刺激神經微調功能，是很好的訓練輔助工具。選購時，價格不是考量依據，不一定要迷信進口昂貴的球，台灣製的價格合理也很好用，重點是球的大小是否適合自己。選購標準是：坐上去後膝蓋呈 90 度角，腳可以自然著地，人可以平衡，就是適合的高度。（依照國人一般身高，以購買直徑 65 ㎝ 的球為宜；如果身高在 155 ㎝ 以下，可購買直徑 55 ㎝ 的球。）

　　此外，球要圓的才行，不能是橢圓形的，而且最好選擇表面平滑的球，一般市面上有顆粒的按摩球是給小朋友用的，不適合拿來作核心復健或彼拉提斯。另外要注意的是，抗力球最後的大小與充氣飽滿度有關，球的適當大小也可以藉充氣飽滿度做微調，你可以自己用隨貨附贈的小幫浦打氣，或到腳踏車店請他人代打。

■ 服裝

　　不一定要穿著緊身的韻律服，選擇貼身有彈性、可伸展，又能透氣吸汗的休閒或運動服即可（之所以穿著貼身的運動服，是為了方便治療人員指導或自我照鏡修正動作）。另外，由於地墊與抗力球運動均為赤腳運動（器械運動也是），因此不需準備運動鞋。

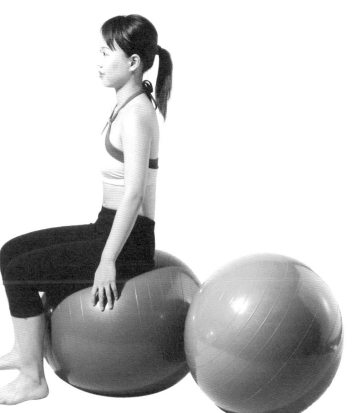

其他注意事項

· 由於呼吸很重要，所以運動場地一定要選在光線充足、空氣流通的地方。

· 運動時準備一個水瓶，隨時補充適量水分。

· 由於有些動作需要將折疊的毛巾疊在額頭或頸後，因此需準備一條長毛巾。

043

彼拉提斯器械

彼拉提斯本人設計了一系列的彼拉提斯器械，利用地心引力的改變及彈簧的延展、懸吊與阻力，配合彼拉提斯運動的哲學與要領，將彼拉提斯的好處完全發揮，幫助使用者鍛鍊出平衡健康的身體，也塑造出修長、緊實的肌肉。

到了 1990 年代，歐美許多復健醫學中心的專業人員，開始將彼拉提斯器械應用在病人身上，無論是下背痛、關節置換、運動傷害、腦中風復健及其他神經復健與老人復健，均得到良好的運動復健效果。彼拉提斯器械引起現今復健界注意的原因，在於它是鍛鍊核心肌群很好的方式，也是訓練軀幹穩定、訓練平衡與協調能力、訓練日常生活功能性的動作、統合身心靈平衡很好的途徑。因此，結合彼拉提斯器械的核心復健，成為醫療復健的新趨勢。

配合彼拉提斯核心復健器材，可以解決不少病患問題且增加治療效果。例如剛開完人工關節置換術的病人（俗稱「換人工膝蓋」），會因為疼痛、力量不足，而無法做復健運動；但我們都知道，復健觀念是「在可以動的情況下，愈早動愈好」，此時彼拉提斯器械上的彈簧，就可以幫助支撐下肢的重量，使病人能早期開始運動復健。而醫院專業的物理治療師，也會針對患者的體態或症狀做評估，給予不同的動作設計，以達到更準確的功效。

不過，由於這些器材價格昂貴，也很佔空間，因此不要說一般人，就連有些規模的健身中心和醫院都很難擁有，這也是以往彼拉提斯只有明星和名流能做的原因。目前，萬芳醫院及康伯拉思國際體研已從美國引進全套的彼拉提斯專業器械，任何人都可以在專業教練或物理治療師的指導下，安全體驗彼拉提斯的神奇功效。

■ Clinical Reformer ［核心床］

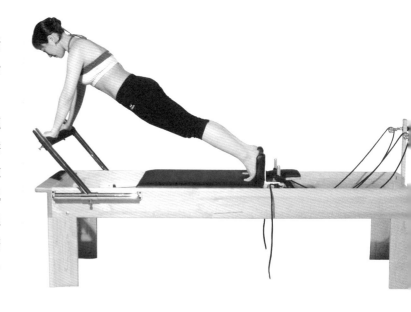

■ Allegro ［輕便式核心床］

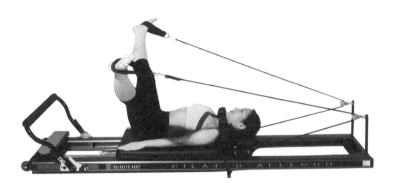

■ Combo Chair ［萬能椅］

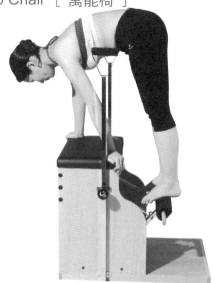

■ Trapeze Table ［懸吊床］

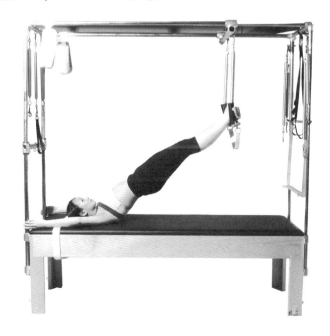

■ Ladder Barrel ［階梯圓筒］

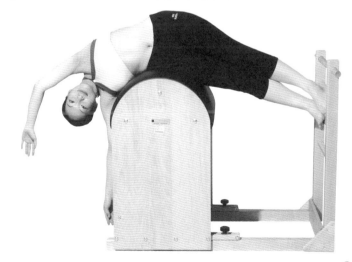

彼拉提斯核心
復健器材的優點

· 器材上的彈簧裝
  置，可以輔助病人
  支撐肢體的重量，
  使病患能盡早開
  始復健。

· 利用彈簧和配合動
  作上重心線的改
  變，可以增加訓練
  強度。

· 藉由接觸面積的改
  變和增加不穩定
  的接觸面，可以增
  加脊椎的穩定和
  控制的強度，同時
  也加入平衡與協
  調性的訓練。

· 可變化出三度空間
  的訓練動作。

· 可組合出功能性的
  訓練，例如可在器
  械上做出划水、彈
  跳或芭蕾的訓練
  動作。

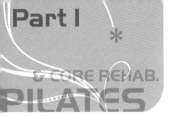

四大基本訓練課程

Lesson 1 ➡ 彼拉提斯式完全呼吸法

呼吸,是最基礎、也是最重要的一課。在大多數的彼拉提斯與核心復健動作中,吸氣通常是動作前的準備,而吐氣為動作過程中進行。

彼拉提斯式完全呼吸＝橫膈呼吸＋協調的深層核心收縮

建議你先全身放鬆,做幾次腹式呼吸,再開始練習完全呼吸法。

動　作

1. 吸氣時,以鼻子吸氣;吐氣時,用嘴巴吐氣。

2. 保持自然順暢且深長的呼吸。

3. 讓吸進來的氣體往兩側肋腔下方移動,尤其是下肋骨的側面張開幅度最為明顯 [圖 ❶];吐氣時,想像氣體是一絲絲、細細長長的被呼出體外,甚至會發出吐氣的聲音。[圖 ❷]

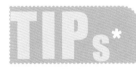

* 常見的錯誤是：1. 憋氣、呼吸不順。2. 吸氣時,肚子完全放鬆,完全鼓出。其實,小腹還是應維持有一些微收的肌肉張力。

* 可以利用毛巾來練習呼吸法,詳見前面彼拉提斯六大原則「呼吸」。

訓練目的

運動中配合正確的呼吸方式,可以幫助注意力集中於核心,更可協助深層核心肌群的收縮,活動胸廓,增加肺活量。

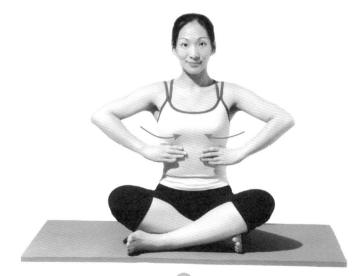

❶   ❷

Lesson 2 ➡ 深層核心的收縮控制

　　這是打開核心開關的方法，藉由控制深層核心肌群，可以形成保護人體的天然鐵衣；建議動作熟練後，再時時加入骨盆底肌群的收縮，這樣會有更多好處哦！

深層核心控制

(動　作)

1. 仰臥，膝蓋彎曲約 90 度，腳板輕踩椅子（腳板也可穩定立於地面）。[下圖]

2. 將肚臍往內（往脊椎方向）、朝上（往頭的方向）移動，好像挖冰淇淋的感覺。

3. 維持在肚子內收、有張力感的情況下自由呼吸，連續 10 秒。

· 收縮的力量要適中，把肚子想像成一塊三明治，如果拿得太用力，內餡就會全擠了出來；如果拿得太輕，三明治又會散掉。

· 在肚臍要往上拉的階段，加入骨盆底肌群的收縮：想像自己小便到一半要中斷的感覺，來收縮骨盆底肌肉群，你會感覺小腹的收縮更緊實了。

TIPs*

· 可以在雙膝之間夾一個小抱枕，不要讓它掉落，這樣能幫助控制核心。

· 要多運用思想的力量，用意念想像肚臍往內、朝上移，這樣可以促進深層核心肌群作用。

在活動時，可以穩定脊椎、支撐脊椎，預防身體受傷。

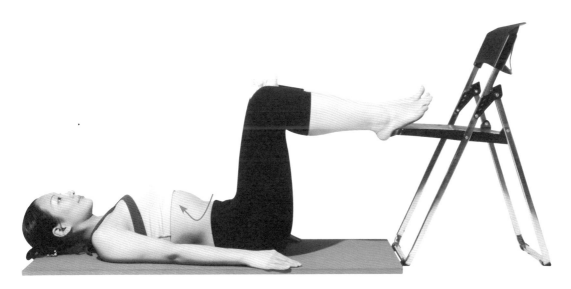

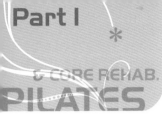

抬腿練習

動 作

1. 平躺，身體放鬆，雙腳屈膝立於地面，腳板平穩踩地，兩膝與骨盆同寬，雙手置於骨盆兩側。[下圖]

2. 吸氣預備，吐氣時肚臍往內、朝上吸（同深層核心控制法），同時將左腿抬起，維持小腹有肌肉張力及骨盆穩定不移動。[下圖]

3. 反覆左、右各練習 3 次。

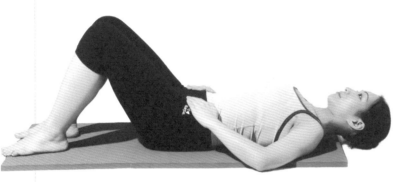

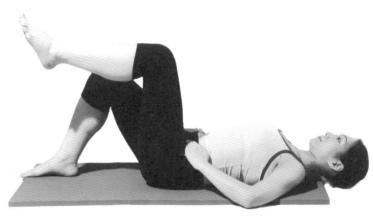

訓練目的

在維持深層核心收縮的情況下，加入抬腳的動作，感受在動態中仍維持核心收縮控制的機制，這也是往後的運動都要維持的原則。

TIPs*

· 先穩定好腰椎與骨盆，準備好，再抬腿。

· 反覆練習，使呼吸、收小腹、抬腿的動作愈來愈有連貫。

Lesson 3 ➡ 尋找脊椎的舒適位置

所謂「脊椎的舒適位置」，是指讓脊椎承受較小的負荷，使你感覺身體最不痛、最舒服的姿勢。每個人的脊椎舒適位置都不同，藉由以下方法，你可以找出自己的脊椎舒適位置。

「貓與駱駝」姿勢調整法

動　作

1. 採四足跪姿，四肢用力平均分散，微收小腹。

2. 吸氣，吐氣時學貓拱背，將背拱到最高。[圖❶]

3. 吸氣，吐氣時將背往下沉，像駱駝一樣背部凹陷。[圖❷]

4. 重複以上動作，並將活動幅度逐次縮小，慢慢調整到自己覺得最舒適、最沒有壓力的適中位置。

TIPs*

記住這個位置，因為在後續的動作訓練有一個重要原則：所有動作的過程中，都要維持控制骨盆與腰椎在此舒適位置。

訓練目的

· 讓身體減壓放鬆，減輕疼痛，避免受傷。

· 在做 PART3 背痛運動時，可維持骨盆與脊椎在此舒適位置。

· 讓自己隨時隨地都保持脊椎在此舒適位置，無論是坐、站、刷牙、行走等脊椎都能穩定。

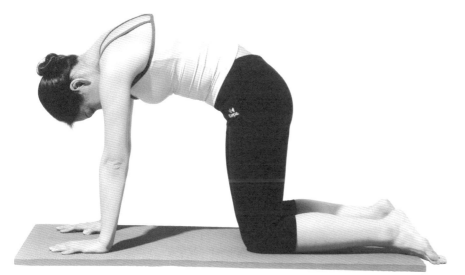

❶

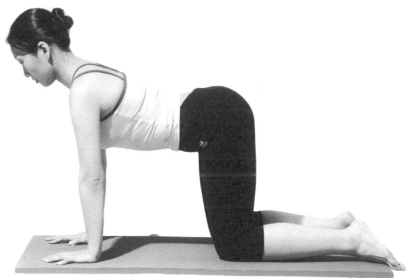

❷

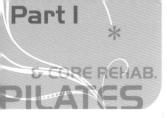

骨盆時鐘調整法

動　作

1. 仰臥，雙腳屈膝立於地面，與骨盆同寬，手平放於身體兩側。

2. 想像骨盆是一個時鐘，將骨盆前傾到「6 點鐘」方向。[圖 ❶]

3. 將骨盆後傾到「12 點鐘」方向。[圖 ❷]

4. 重複以上動作，並將活動幅度逐次縮小，直到找到最不痛的位置。

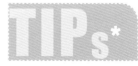

TIPs*

- 此法比「貓與駱駝」來得溫和，急性下背痛患者，或是膝關節、腕關節不舒服的人，最好採用此法練習。

- 嘗試以此法原則，尋找自己在坐、站、行走、開車、刷牙等活動時的脊椎舒適位置。（關於各活動正確姿勢，請參見 PART5「改變錯誤姿勢」）。

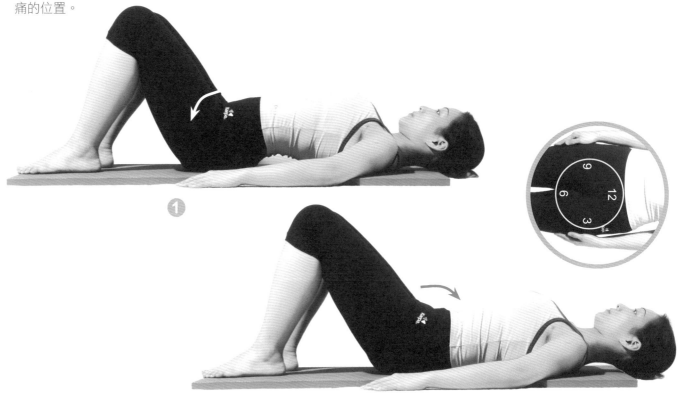

❶

❷

Leson4 ➡ 姿態控制與訓練

　　保持良好正確的姿態不僅美觀，更能避免許多累積性傷害的發生，而且，這也是所有運動準確執行的前提。

(動　作)

1. 站姿，雙腳著力平均，伸直並張開與骨盆同寬，保持平行，且膝蓋對準第二根腳趾；雙手自然置於身體兩側。[圖 ❶]

2. 吸口氣預備，吐氣時將腳板平均受力，膝蓋繃緊但不鎖死，臀部收，肚臍內縮上提，肩膀下沉，下巴內收，頭頂拉長延伸。[圖 ❷]

3. 保持此姿勢做兩回完全呼吸，然後吸氣放鬆。

TIPs*

正確的站姿有以下原則：

· 側面看來，以下部位會連成一條參考線：耳朵、肩關節中心、軀幹中線、膝蓋中線前方、腳踝骨前方。

· 正面看來，由身體中線劃分，左右應為平衡對稱，例如左右兩邊耳朵、肩膀、骨盆、膝蓋、腳踝等參考點位置都一樣高。

訓練目的

維持正確姿態，改善肌肉之間的不平衡，增加對全身姿勢　肌肉（維持身體直立姿勢的肌肉）的控制。

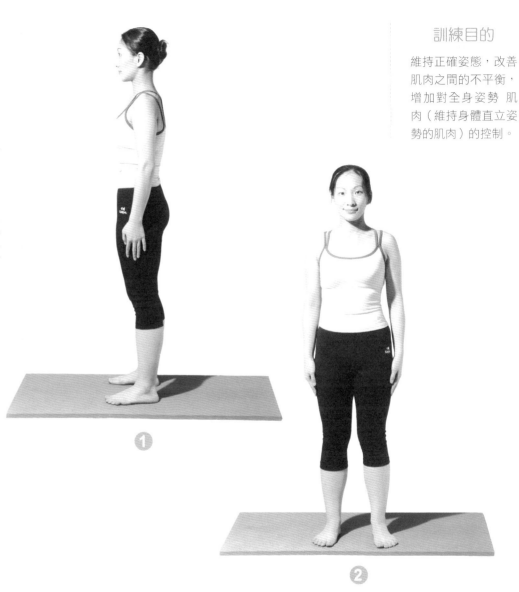

❶

❷

051

輕鬆雕塑
好身材

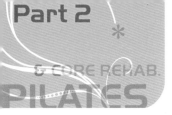

彼拉提斯的塑身效果

為什麼現在全球都在「瘋」彼拉提斯，這主要是因為它能改善不正確的姿勢，塑造身體曲線，讓人可以像芭蕾舞者一樣，擁有優美的體態；或像好萊塢巨星一樣，擁有玲瓏有致的身材。使你無論穿什麼衣服都好看，而且看起來精神飽滿、活力十足。

彼拉提斯非常重視姿態的訓練，因此不但可以預防並改善背痛，還具有拉長身高與緊實肌肉的塑身優點。這兩大優點會使身材產生哪些變化呢？以下，就為大家分析彼拉提斯的神奇塑身效果。

身高變高了

現代人因為工作壓力大，所以經常是頭低低的、肩膀垮垮的；加上缺乏運動，核心肌群都在睡覺，所以彎腰駝背得更嚴重。而且隨著年紀越大，人看起來越矮。

可是，如果透過彼拉提斯訓練好姿態，結果就完全不同了。有些人練彼拉提斯之後，朋友會說：「你好像長高了」，這是因為駝背的問題改善了，整個人身體的線條都拉了出來，當然就有長高的效果。

因此，想長高的人別相信市面上所謂的秘方，只要隨時保持正確姿態：收小腹，肚臍往內縮、向上提，感覺脊椎拉直，就可以塑造高駚的效果，就是這麼簡單！神奇吧！

曲線變好了

不再駝背還有一個令女性意想不到的效果，因為習慣抬頭挺胸，加上腹部肌肉被鍛鍊得緊實，所以胸部外觀也跟著豐腴，曲線更加美麗。

彼拉提斯能塑造出均勻、修長、緊實的肌肉，其中又以核心肌群最為明顯，特別是一向很難瘦的的腰部和腹部，贅肉會很明顯地減少，且軀幹也會變得很有力，讓女性朋友能夠擁有夢想般的「小蠻腰」。

除了「豐胸」、「細腰」外，彼拉提斯也能幫助女性擺脫「大屁屁」的煩惱。東方女性大多屬於下半身肥胖的「梨型身材」，這和腹肌、臀肌太差有不小關連，而且隨著年紀增長或生了孩子，下半身肥胖會更嚴重。透過彼拉提斯鍛鍊臀肌和骨盆底肌群，可以讓臀部肌肉慢慢恢復緊實，勾勒出美麗的線條。另外，長期鍛鍊骨盆底肌群還有許多好處，不但能改善惱人的尿失禁困擾，也可以增加性生活功能。

手腳變迷人了

彼拉提斯和一般肌力訓練最大的不同，是它的動作大多是延展性的收縮，因此訓練出來的肌肉是拉長而非肥大，肢體線條當然比較漂亮。以惱人的「蝴蝶袖」為例，一般健身器材很容易訓練出「小老鼠」，但彼拉提斯卻可以訓練出修長緊實的手臂，即使穿細肩帶小背心都很漂亮。另外腿部也是一樣，由於彼拉提斯有很多抬腿的動作，所以可以有效消耗大腿的脂肪，使腿部肌肉變得緊實，卻不像慢跑一樣會練出蘿蔔腿。

以下，就為想要塑身的朋友們，列出有效的彼拉提斯地墊運動。這些運動除了核心訓練外，更強調姿態訓練，運動重點在於伸展並強化腰部、臀部、大腿內部等易肥胖部位的肌肉為主。要注意的是，由於彼拉提斯難度較高，所以有些核心肌群功能差的人或許會因某些動作感到不適，這時不要勉強，請務必依建議選擇適合自己的難易度。只要你能掌握前述「基本訓練」的呼吸、核心控制和維持脊椎適中位置三大重點，按部就班、循序漸進落實運動計畫，一定能成功甩掉贅肉、打造凹凸有致的明星級好身材。

透視減肥與彼拉提斯

減肥，永遠是不退流行的熱門話題。很多人購買減肥藥、減肥食品或各式各樣可以幫助減肥的器材，卻很難得到良好成效，更糟的是吃到有問題的產品傷了身子。其實，瘦身沒有捷徑，只有飲食控制和運，才是成功減肥的不二法門。

飲食控制可以限制熱量攝取，並讓身體吸收好的營養；運動則可以消耗熱量，促進新陳代謝，加速體內脂肪分解。對肥胖的人來說，有氧運動搭配肌力訓練是很重要的，因為快速減肥很容易讓肉變得鬆垮，有些人的皮膚甚至糟得像沙皮狗一樣，如果能以走路（參見第 150 頁）配合彼拉提斯運動，就能在消耗熱量的同時，又能緊實肌肉、雕塑曲線。當我們身體裡可惡的「肥油」一點一點地消失，「肌群」一天一天拉長緊實，原本走樣的身材，當然就慢慢變好啦！

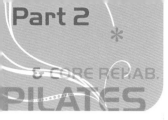

塑身減肥
的運動計畫

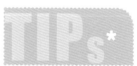

C 字型動作 C Curve

[步　驟]

1. 預備姿勢：坐姿，雙腳與肩同寬，自然彎曲平行，兩塊坐骨則像釘子一般緊靠地板。提肛收腹，下背向上提（好像背部緊貼牆壁伸直），肩膀放鬆，雙手交叉於胸前，頭頂向上拉長。[圖 ❶]

2. 吐氣時肚臍向脊椎方向內縮，使腹部呈扁平狀。然後身體後傾 45 度，拱起保持 C 字型（自然呼吸）。[圖 ❷]

■ 功　效 ■

消除腹部脂肪，變得平坦且結實

強化核心肌群

■ 運動難度 ■

初級　中級　高級

■ 次　數 ■

3 次，每次 30 秒。

■ 想　像 ■

想像腹部挖冰淇淋的感覺。

❷

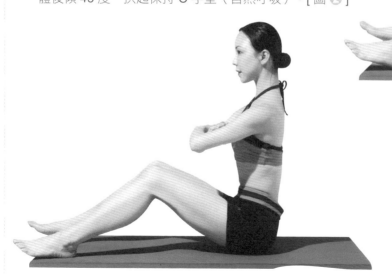

❶

TIPs*

· 肩膀和雙腿放鬆，力量集中於腹部。
· 腳掌放鬆，避免大腿緊繃。

旋轉 Spine Twist

步 驟

1. 預備姿勢：坐姿，雙腳伸直與肩同寬，背部伸直，雙手打開。[圖 ❶]

2. 連續吐氣兩次，將身體向左後旋轉。[圖 ❷]

3. 連續吸氣兩次，讓身體回到預備姿勢。換邊，重複以上動作。

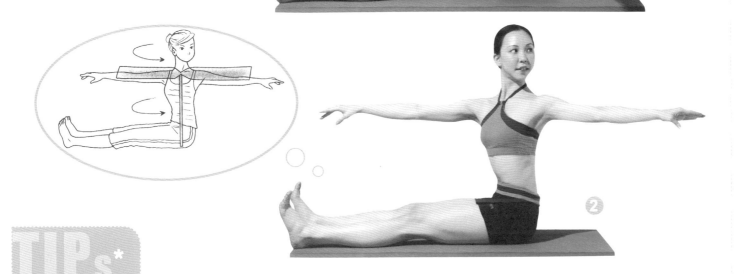

■ 功　　效 ■

雕塑腰部曲線

強化側腹斜肌、豎脊肌群

■ 運 動 難 度 ■

初級　中級　高級

■ 次　　數 ■

左右各 ❻ 次，共 ❶❷ 次。

■ 想　　像 ■

想像身體像竹蜻蜓一樣，向上、向後旋轉。

TIPs*

· 骨盆保持穩定，從腰部旋轉，雙手伸直平舉，身體向上延伸向後旋轉。

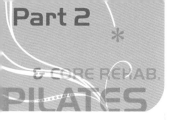
雙腿延伸 Double Legs Stretch

步　驟

1. 預備姿勢：仰臥平躺。

2. 吸氣預備，雙手抱膝內收，身體蜷縮到最小，盡量將身體向大腿靠近。[圖 **1**]

3. 吐氣，保持上身不動，將四肢打開朝斜上方 45 度拉長 [圖 **2**]；然後吸氣，雙手向外畫最大的圓回到步驟 2.。

■ 功　　效 ■

幫助小腹變瘦

強化腹部
核心肌群

■ 運 動 難 度 ■

初級　中級　高級

■ 次　　數 ■

共**10**次。

■ 想　　像 ■

想像腹部像大樹的根部，穩穩紮於地面屹立不搖，四肢則像枝幹一般延伸。

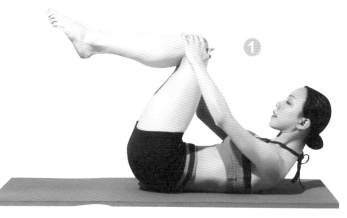

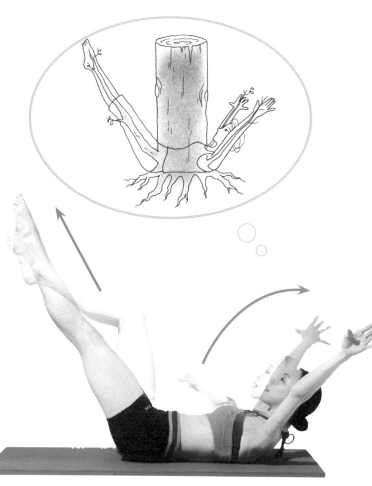

- 持續保持穩定收腹，腿伸直時背部不可離開地面。頭部保持上抬，但若頸部受過傷或過於酸疼，則平放於地面即可。

側膝 Side to Side

步　驟

1. 預備姿勢：仰臥，下背緊貼地面；雙腿併攏，小腿平行地面，與大腿呈 90 度；雙手張開，掌心朝下。[圖 ❶]

2. 吸氣，維持下背穩定，將雙膝緩緩向右傾倒。[圖 ❷]

3. 吐氣，靠左側腹斜肌力量緩緩收回雙膝，回復預備姿勢。換邊，重複以上動作。

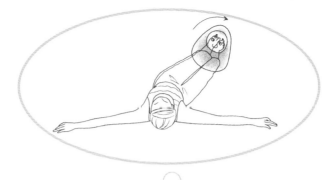

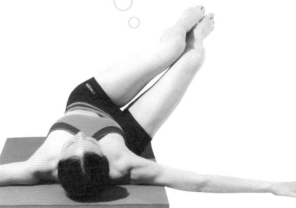

❷

❶

TIPs*

· 無論傾倒或收回，膝蓋都不可以鬆開。
· 速度要緩慢平穩，不要讓雙膝「掉下去」。

■ 功　　效 ■

雕塑腰部曲線

強化腹斜肌的力量

■ 運 動 難 度 ■

初級　中級　高級

■ 次　　數 ■

左右共 **10** 次。

■ 想　　像 ■

想像自己雙腿併攏像不倒翁一樣，力量是向中心收回。

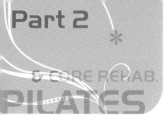

起坐側身 Abdominal Curl

步　驟

1. 預備姿勢：仰臥平躺，吸氣，雙手伸直交疊朝向天花板。[圖 ❶]

2. 吐氣時運用腹部力量，讓雙手靠近膝蓋；眼睛注視肚臍，肩胛骨離地，下背緊貼地面。[圖 ❷]

3. 吸氣，將指尖再向膝蓋延伸，吐氣時以右側腹斜肌的力量，帶動雙手向右斜前方延伸拉長。[圖 ❸]

4. 吸氣將雙手回到中央，保持肩胛骨離地、腹部收縮，吐氣時換以左側腹斜肌的力量，帶動雙手向左斜前方延伸拉長。[圖 ❹]

TIPs*

· 動作從頭到尾都要保持骨盆、下背部不離地。

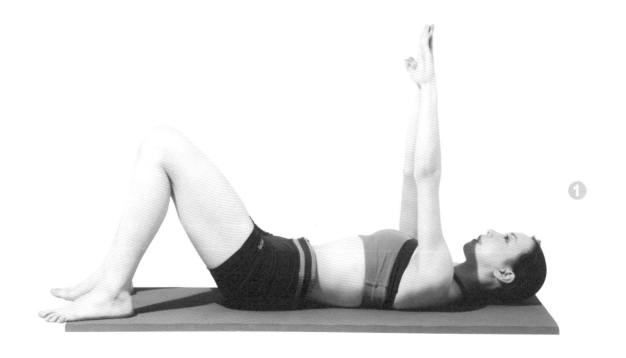
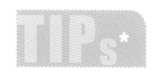

❶

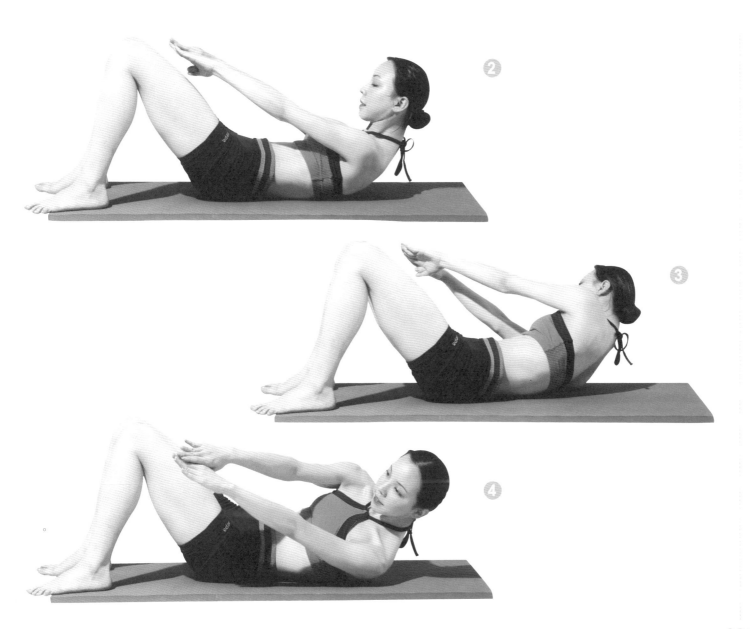

❷

❸

❹

■ 功　　效 ■

消除上腹部及
腰部贅肉

強化肋間肌群、腹
斜肌及腹橫肌

■ 運 動 難 度 ■

初級　中級　高級

■ 次　　數 ■

左右交換共 ❻ 次。

■ 想　　像 ■

想像指尖的力量帶動
延伸至無限遠。

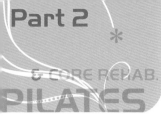

雙腿畫圓 Double Legs Circle

[步　驟]

1. 預備姿勢：仰臥平躺，雙腿併攏上舉，雙手張開，掌心朝下。[圖 ❶]

2. 收小腹，下背緊貼地面，雙膝朝順時針方向畫圓[圖 ❷]，回原位後改逆時針畫圓。呼吸方式為一次吸氣、一次吐氣。

■ 功　　效 ■

使鮪魚肚變小

雕塑雙腳

消除腿部水腫

穩定、強化核心肌群

■ 運 動 難 度 ■

初級　中級　高級

■ 次　　數 ■

順、逆時針畫圓各 ❽ 次。

■ 想　　像 ■

想像雙腿像未打開的免洗筷一般併攏畫圓，並且有一種延伸向上的力量。

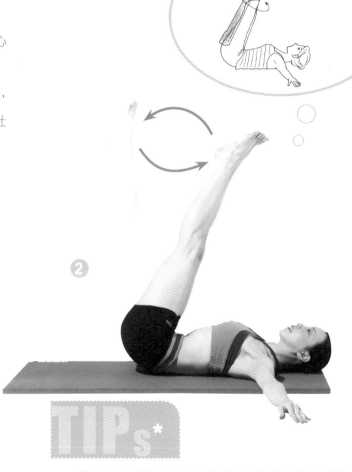

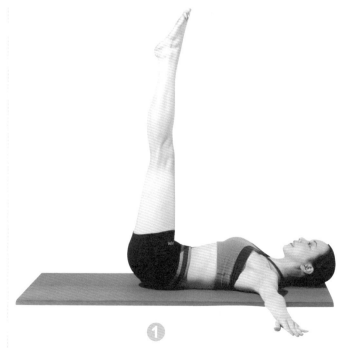

❶

❷

TIPs*

· 畫圓時，要將力量集中於腹部，肚臍內縮維持穩定，下背盡量不搖擺。
· 如果腹部力量不足，可將雙腿半彎，但需整條腿部畫圓而不是只繞小腿。

直腿交叉 Leg Cross

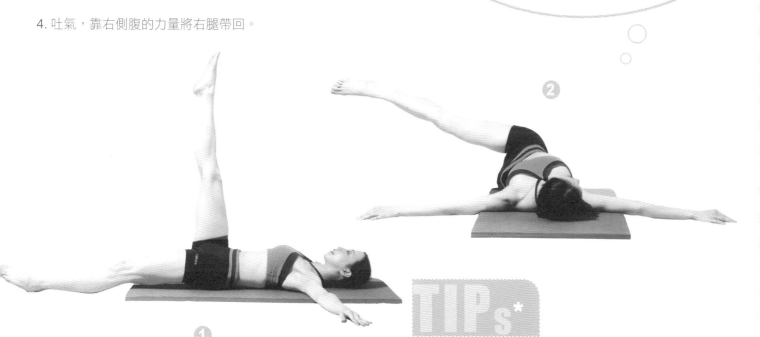

步 驟

1. 預備姿勢：仰臥，下背緊貼地面；雙手平放於身體兩側，掌心朝下，保持身體的穩定。

2. 吸氣預備，吐氣時將右腿上舉，保持臀部不離地，雙腳盡量伸直。[圖 ❶]

3. 吸氣將右腿向左交叉，臉朝右方，兩個肩膀不離開地面。[圖 ❷]

4. 吐氣，靠右側腹的力量將右腿帶回。

❶

❷

TIPs*

· 腳交叉時不可用「掉」的，保持腹部的控制力。

■ 功 效 ■

消除腹部兩側脂肪、緊實肌肉

雕塑腰部曲線

修飾腿部線條

強化腹斜肌的力量

■ 運 動 難 度 ■

初級　中級　高級

■ 次 數 ■

左右共❻次。

■ 想 像 ■

身體像擰毛巾一般旋轉。

063

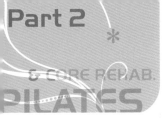

側抬腿 [上 / 下] Side Lifts [Up / Down]

步 驟

1. 預備姿勢：側臥，下方手臂向頭頂伸直，上方手臂置於胸前保持平衡，下側腰部離開地面，雙腿併攏延伸拉長。收腹提肛，骨盆垂直於地面，頭頂至腳尖有相對拉長的感覺。[圖 ❶]

2. 吸氣預備，吐氣時將位於上方的腿緩緩向斜上方抬起、盡量伸展，腳背朝向前方、腳尖放鬆，力量集中於側邊臀部肌肉群，但整條腿保持延伸的感覺。[圖 ❷]

3. 吸氣，將腿盡量伸展且緩緩放下。換邊，重複以上動作。

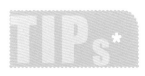

- 肚臍內縮，保持穩定，讓頭頂腳尖延伸拉長的力量持續。
- 舉腿不需過高，以自我髖關節可移動的範圍為基準，保持骨盆的穩定及中心線位置。

■ 功 效 ■

雕塑臀部側邊曲線

強化臀部側邊的肌肉

■ 運 動 難 度 ■

初級 中級 高級

■ 次 數 ■

兩邊連續20次，共40次。

■ 想 像 ■

無論是將腿抬起或放下，都要想像你的腿有無限延伸的感覺，就好像每次上下過程腳一直有變長的感覺。

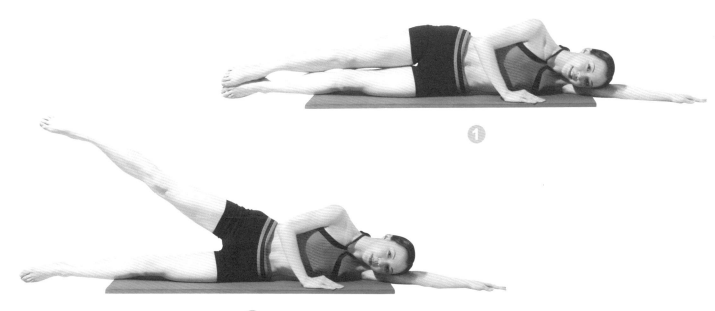

❶

❷

側伸展 Side Stretch

步　驟

1. 預備姿勢：跪坐，右臀著地，雙腿向左側微彎，背部挺直，右手置於地面。[圖 ❶]

2. 吸氣時右手撐住地面，將身體立起呈一斜直線，臀部向上推起，左手向斜上延伸。[圖 ❷]

3. 吐氣，保持核心穩定，讓身體慢慢回復預備姿勢。換邊，重複以上動作。

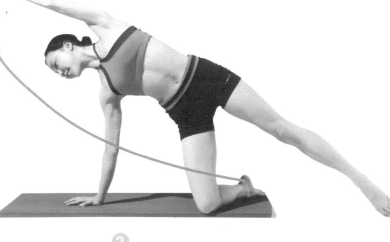

❶

❷

TIPs*

- 手撐地時，要以指尖及手掌分攤身體重量，以免受傷。

■ 功　　效 ■

雕塑腰部曲線

伸展側腰

強化手臂、腰部肌力及核心穩定性

■ 運 動 難 度 ■

初級　中級　高級

■ 次　　數 ■

左右各 ❹ 次，共 ❽ 次。

■ 想　　像 ■

想像身體一直保持向上延伸的感覺。

065

交叉內收腿 Cross Legs

步　　驟

1. 預備姿勢：仰臥平躺，雙腿併攏上舉，從髖關節向外旋轉，使髖關節至膝蓋、腳尖都是向外旋開，但雙腳保持併攏，使腳跟相觸，兩腳跟向外約呈 45 度；雙手張開，掌心朝下。[圖 ❶]

2. 快速短促吐氣，以大腿內側的力量將雙腿內收，使右腳掌交叉於左腳掌前，雙腿保持外轉。[圖 ❷]

3. 以大腿內側力量內夾收縮，使雙腿快速交換位置。[圖 ❸]

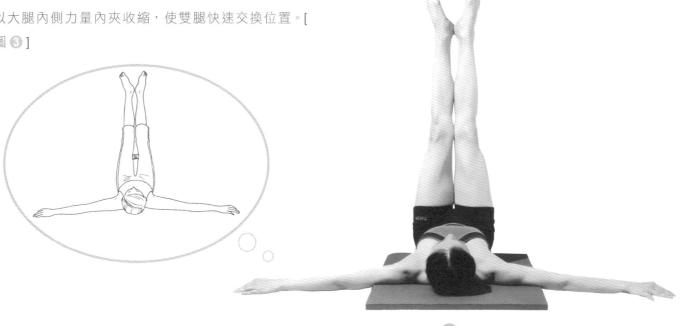

❶

TIPs*

- 收小腹，骨盆不離地，雙腿伸直。
- 大腿內側向外旋轉，大腿內收。

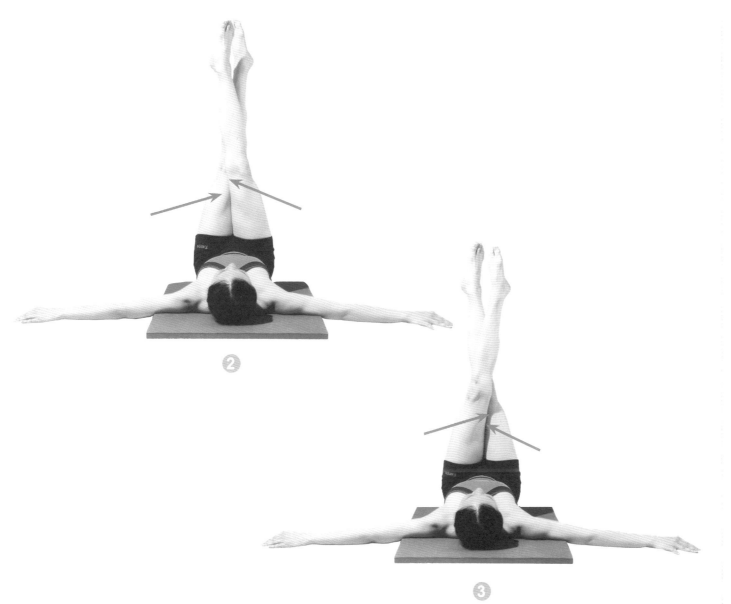

②

③

■ 功　　效 ■

消除腹部贅肉

緊實大腿內側

美化腿部線條

■ 運 動 難 度 ■

初級　中級　高級

■ 次　　數 ■

左右連續交換共20次。

■ 想　　像 ■

想像大腿內側有彈簧向內收緊。

067

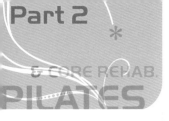

收臀 Squeeze Hip

步　驟

1. 預備姿勢：仰臥平躺，雙腳自然屈膝與肩同寬，雙手置於大腿兩側，指尖朝腳尖伸展。[圖 ❶]

2. 吸氣，吐氣時將臀部慢慢往上抬，從尾椎、腰椎、胸椎一節節依序往上捲，至膝蓋與肩膀呈一直線。[圖 ❷]

3. 吸氣，臀部停留於上方，使膝蓋至肩膀再伸展呈一直線；吐氣時，臀部下緣收縮，雙腳從大腿內側至膝蓋完全貼緊併攏。[圖 ❸]

4. 吸氣，雙腳打開回到平行狀態；吐氣時再向內併攏，如此重複 8 下。

5. 吸氣，慢慢放下臀部，從胸椎、腰椎、尾椎一節節依序下捲，回復預備姿勢。

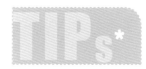

TIPs*

· 抬臀時，需骨盆穩定不晃動，速度緩慢平穩，膝蓋向斜前方延伸。
· 身體重量不可壓迫頸部。重心應停留於肩膀，但不把力量沉在肩膀，讓膝蓋向斜上方拉長，來分擔全身的重量。

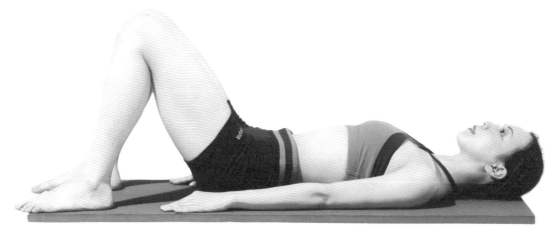

❶

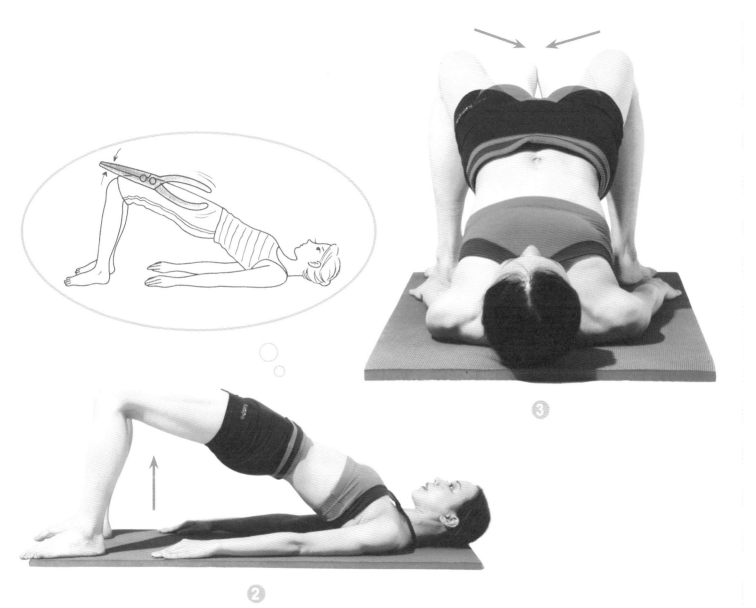

■ 功 效 ■

消除臀部、腿部脂
肪

提臀、使下垂的臀
部恢復緊實

強化、穩定骨盆底
肌群

預防子宮下垂

■ 運動難度 ■

初級　中級　高級

■ 次　　數 ■

共20次。

■ 想　　像 ■

想像兩條大腿像老虎
鉗一樣向內夾緊。

❸

❷

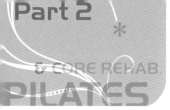
百次呼吸 The Hundred

步　驟

1. 預備姿勢：仰臥平躺。

2. 吸氣，雙腳彎曲呈 90 度，雙手扶於膝蓋，下背緊貼地面，肚臍朝地面方向下壓。[圖 ❶]

3. 吐氣，讓力量集中於腹部，雙腳併攏伸直 45 度，抬頭，眼睛看肚臍，肋骨內收、肩胛骨離開地面，雙手伸直，手掌朝下置於大腿兩側。[圖 ❷]

4. 手臂伸直，上下以 15 度的小弧度拍打，配合 5 個吸氣，5 個吐氣。[圖 ❸]

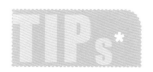

TIPs*

· 肚臍內縮，保持穩定，下背不可放鬆離開地板，頭部上抬至肩胛骨離地即可；若頸部受過傷或過於酸痛，則平放於地面即可。

· 如果核心力量不夠，可將雙腿微彎，或將雙腳自然彎曲置於地板。

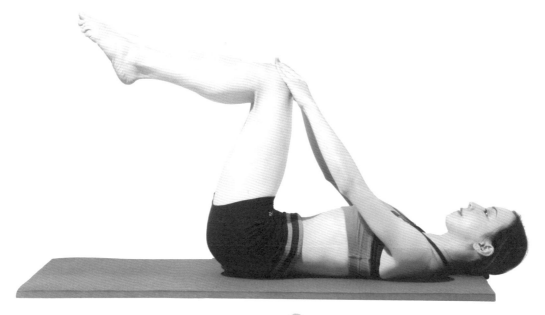

❶

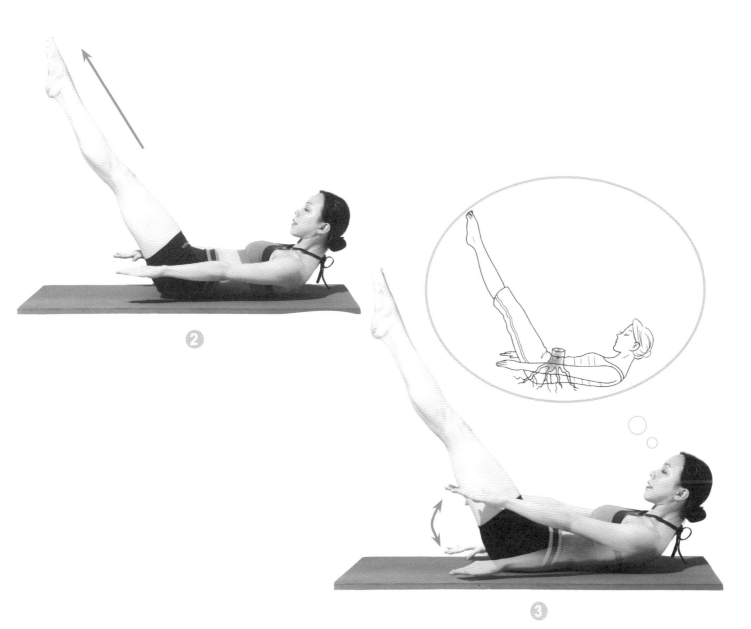

瘦小腹

強化腹部核心肌群

訓練全身的協調及
安定

■ 運動難度 ■

初級　中級　高級

■ 次　　數 ■

連續吸 ⑤ 次、呼 ⑤
次，共⑩次。

■ 想　　像 ■

想像肚臍像樹根一樣
植入地面，手部的擺
不會影響身體的穩
定。

②

③

071

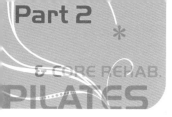

側抬腿 [畫小圓] Side Lifts [Small Circle]

步　驟

1. 預備姿勢：側臥，下方手臂向頭頂伸直，上方手臂置於胸前保持平衡，下側腰部離開地面，雙腿併攏延伸拉長。[圖 ❶]

2. 抬起上側的腿向後畫小圓，一圈吸氣、一圈吐氣。[圖 ❷]

3. 迴轉，腿部改向前畫小圓，同樣一圈吸氣、一圈吐氣。

4. 換邊，重複以上動作。

■ 功　　效 ■

雕塑臀、腿曲線

強化核心肌群及臀部、腿部肌肉

■ 運 動 難 度 ■

初級　中級　高級

■ 次　　數 ■

連續20次，兩邊共40次。

■ 想　　像 ■

想像腿部像個雷達，越繞越遠。

TIPs*

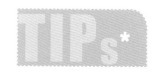

· 讓頭頂腳尖延伸拉長的力量持續，圓圈不需畫得過大，重點是保持骨盆穩定及中心線位置。

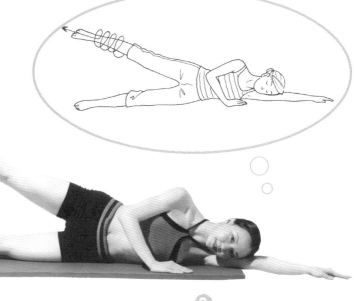

❷

❶

側腰 Side Drops

步　　驟

1. 預備姿勢：跪坐姿，背部伸直，雙手交疊向上延伸，肚臍內縮，肩膀放鬆。[圖 ❶]

2. 吸氣，臀部向右傾坐，背部挺直，保持雙手交疊於頭頂上方，肩膀放鬆。[圖 ❷]

3. 吐氣，雙手帶 向上再延伸，提肛縮腹，靠腰部的力量使身體回復預備姿勢。換邊，重複以上動作。

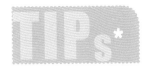

TIPs*

· 身體一直保持向上延伸的感覺。

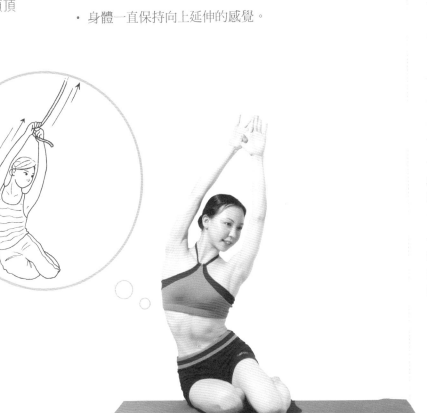

❶　　　　　　　　　　　　　　❷

■ 功　　效 ■

雕塑腰部曲線

伸展側腰

強化骨盆底肌群

■ 運 動 難 度 ■

初級　**中級**　高級

■ 次　　數 ■

左右各 ❹ 次，共 ❽ 次。

■ 想　　像 ■

想像雙手拉住繩索，向上拉起側坐的身體。

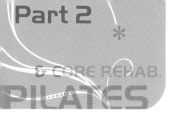

鋸子式 Saw

步　驟

1. 預備姿勢：坐姿，雙腳伸直與肩同寬，頭頂向上延伸，
   雙手打開。[圖 ❶]

2. 吸氣，以腰部力量帶動身體向左後方旋轉，背部延伸直
   立。[圖 ❷]

3. 吐氣，前傾身體但仍保持背部直立，以左手指尖向右腳
   尖靠近。[圖 ❸]

4. 吸氣，身體回到預備姿勢。換邊，重複以上動作。

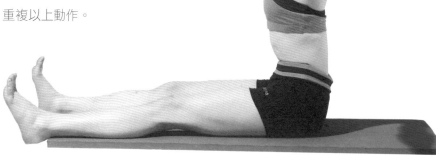

❶

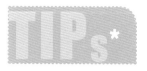

TIPs*

· 骨盆要保持穩定，背部也始終都要保持直立。
· 如果大腿太過緊繃，可微彎膝蓋。

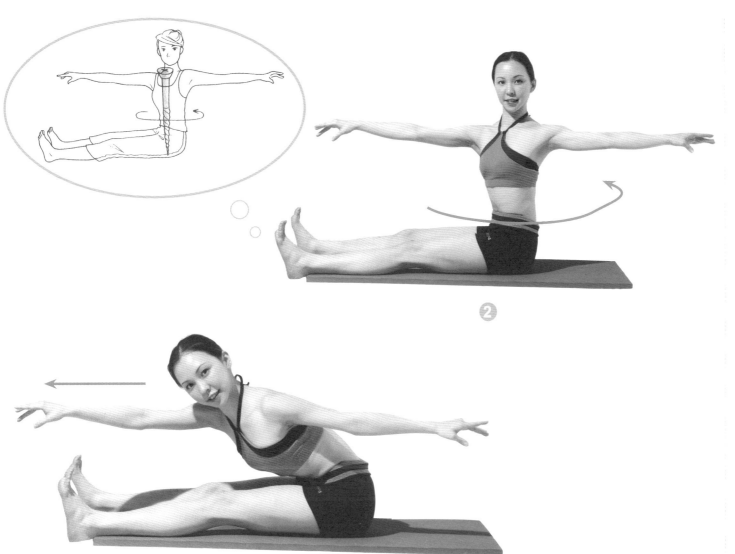

■ 功　　效 ■

雕塑腰部曲線

伸展大腿後腱肌群
及下背

強化側腹斜肌、束
脊肌群

■ 運 動 難 度 ■

初級　中級　高級

■ 次　　數 ■

左右各 5 次，共 10
次。

■ 想　　像 ■

旋轉身體時，想像身
體如同螺絲釘一般向
上、向後旋轉。

2

3

075

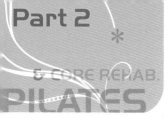

分腿滾球 Open Leg Rocker

步　驟

1. 預備姿勢：坐姿，雙手抓住小腿，使身體呈 V 字型。[圖 ❶]

2. 吸氣，背部放鬆呈圓弧形，使身體向後滾動。[圖 ❷]

3. 吐氣，順著擺盪的力量，將身體向前滾動回預備姿勢。注意要以核心穩定，使身體保持 V 字型平衡。

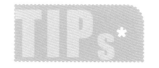

- 背部與地板接觸時須流暢、舒適。
- 身體呈 V 字型時，如果雙腿無法伸直，則保持微彎亦可。
- 滾動時不壓迫到頸部。

■ 功　　效 ■

消除鮪魚肚

強化四肢及核心，達到全身性協調平衡及柔軟

強化核心肌群及臀部、腿部肌肉

■ 運 動 難 度 ■

初級　中級　高級

■ 次　　數 ■

共 ❺ 次。

■ 想　　像 ■

想像自己是坐在搖椅上搖晃身體。

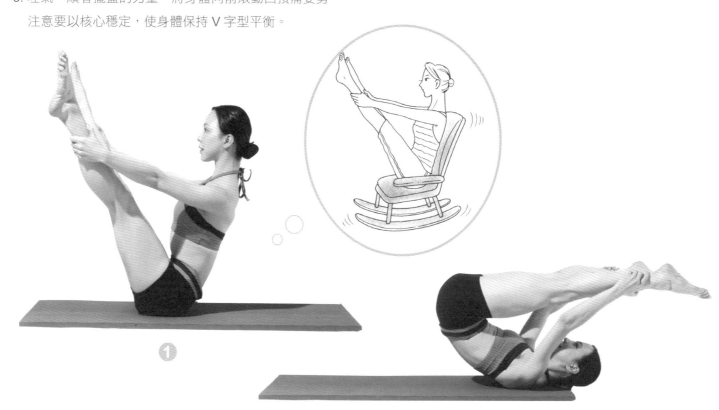

❶

❷

樹式平衡 Tree Balance

步驟

1. 預備姿勢：站立，雙腳併攏。[圖 ❶]

2. 左腳上抬至膝蓋旁，吸口氣，雙手抬至頭頂上方手掌合十，停留時自然呼吸，右腳腳底平貼於地面，小腿至膝蓋、大腿延伸向上，提肛收腹，胸口及肩膀放鬆，頭頂與雙手間保持延伸拉長的感覺。[圖 ❷]

3. 換腳，重複以上動作。

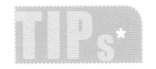

TIPs*

・意識要專心集中。

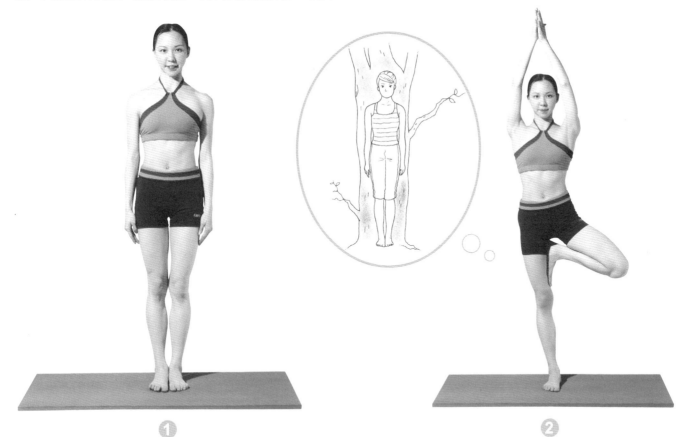

❶　　　　　　　　　❷

■ 功　　效 ■

消除鮪魚肚

強化穩定，調節、整合全身肌肉

訓練意識集中，使身、心、靈合一

■ 運 動 難 度 ■

初級　中級　高級

■ 次　　數 ■

左右腳各維持30秒。

■ 想　　像 ■

想像自己像一棵頂天立地的大樹，站得很直、很穩。

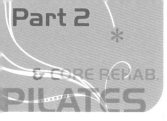

Part 2

S-CORE REHAB.
PILATES

纖腰系列 Side Stretch Series

步　驟

1. 預備姿勢：側坐，雙手置於身體兩側，雙腿向左側微彎，背部伸直。[圖 ❶]

2. 吸氣，雙腿撐住地板併攏伸直，右手撐地將身體立起，左手朝斜上方舉起，使身體呈一斜直線，向斜上方拉長。[圖 ❷]

3. 吐氣，慢慢放鬆，回復預備姿勢。

4. 吸氣，右腿保持放鬆彎曲，左腿伸直，雙手上舉，背部挺直，肩膀不因抬頭而聳起。[圖 ❸]

5. 吐氣，將身體向左腿方向伸展 [圖 ❹]。吸氣，換邊，重複以上動作，身體回正，雙手緩和放下回到預備姿勢。[圖 ❺]

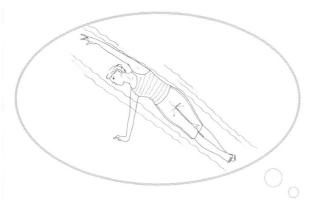

TIPs*

· 身體一直保持向上延伸的感覺。
· 手撐地時，以指尖及手掌分攤手腕力量，肩膀至手肘、手掌是一直線，手肘延伸不可過度撐直，以免受傷。

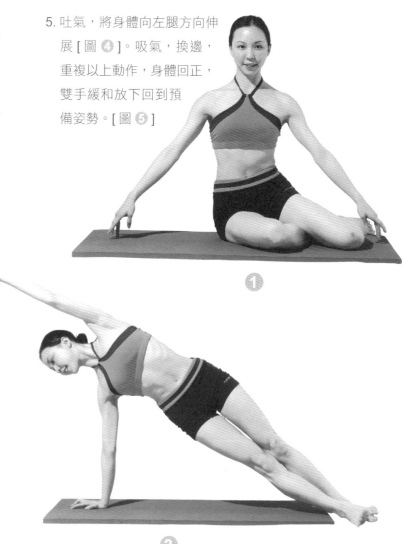

❶

❷

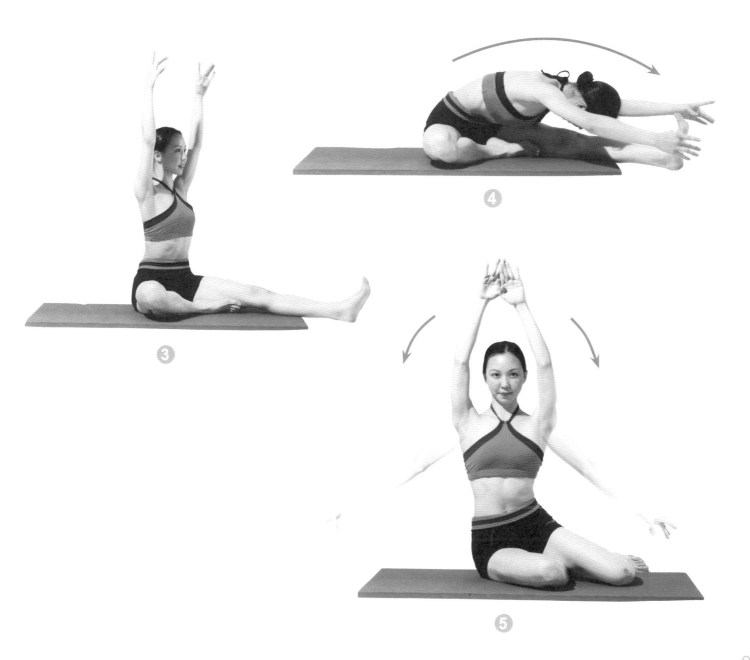

■ 功　　效 ■

消除手臂贅肉

雕塑腰部曲線

伸展側腰

強化腰部肌力以及
核心穩定

■ 運 動 難 度 ■

初級　中級　高級

■ 次　　數 ■

左右各 4 次，共 8
次。

■ 想　　像 ■

想像身體如流水，動
作順暢連貫。

③

④

⑤

079

前彎系列 Forward Bend Series

步　驟

1. 預備姿勢：站立，雙腳併攏。

2. 吸氣，將雙手上舉；然後吐氣，讓身體由頭頂慢慢往下捲。[圖 ❶]

3. 吸氣，使雙手觸及地面。[圖 ❷]

4. 然後吐氣，繼續向前爬行，使身體俯臥於地面 [圖 ❸ / 圖 ❹]

5. 雙手置於胸前兩側，深吸氣，將上身往上抬，頭部也順著身體上抬，使尾椎至頭頂呈弧線向上延伸。[圖 ❺]

6. 吐氣，腳尖踩地，將臀部向上抬起，使身體呈金字形狀。肩膀下壓，下背伸直；腳跟輕輕落地，使腳盡量平踩地面，膝蓋盡量伸直，使整條腿延伸。[圖 ❻]

7. 保持臀部位置，讓雙手「走」回腳旁，再將身體慢慢捲起，回復預備姿勢。

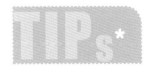

* 如果下背受過傷，無法如步驟 5. 將上身往上抬，則以手肘支撐即可。
* 在步驟 6. 中如果腳無法完全平踩地面，或膝蓋無法伸直，也不需過度撐直，保持微彎即可。
* 抬頭是延伸頸椎，不可折壓頸部。

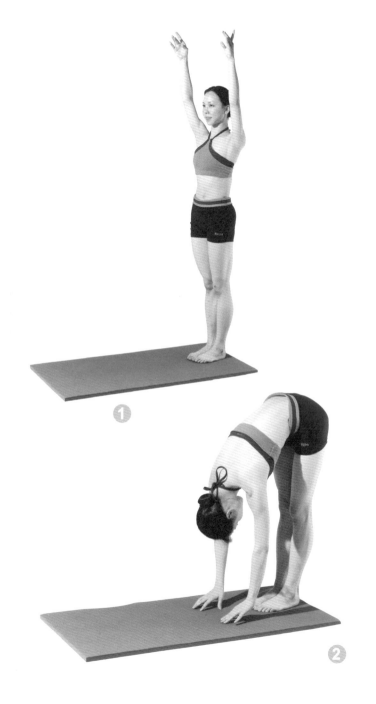

❶

❷

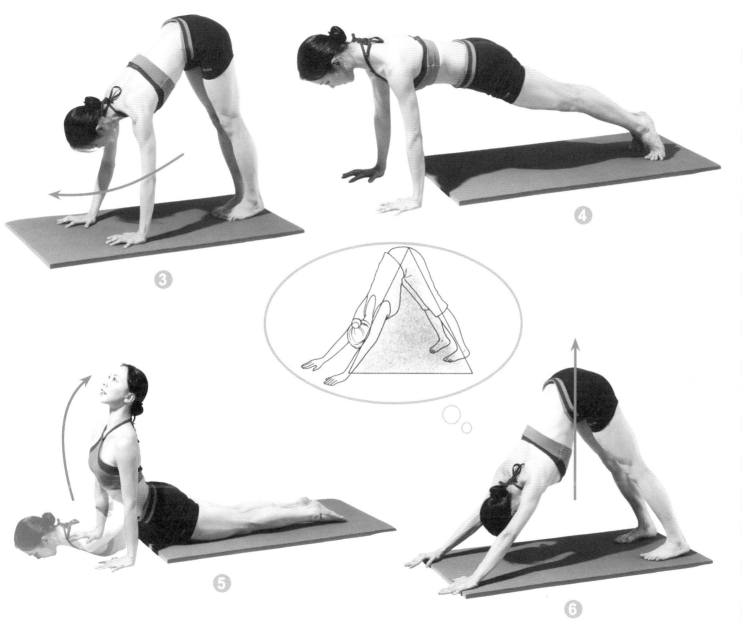

■ 功　　效 ■

雕塑小腿線條（預防蘿蔔腿）

使大腿線條更修長

代謝背部多餘脂肪

增進全身性協調

強化心肺功能

伸展小腿跟腱與大腿外腱肌群

活絡下背及肩胛骨關節

■ 運 動 難 度 ■

初級　中級　高級

■ 次　　數 ■

連續共 8 次。

■ 想　　像 ■

肚臍向上吸起，好像臀部是金字塔的尖峰。

081

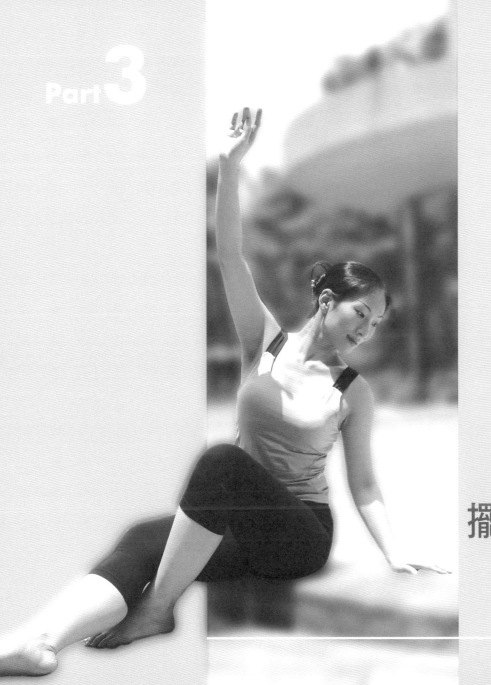

Part 3

擺脫背痛
好元氣

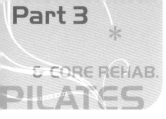

為什麼會背痛？

常見背痛的原因

現代人背痛，大致可分為肩頸上背痛及下背痛兩大類。由於前者與壓力有相當大的關連，因此放在 PART4 詳述，以下僅針對常見下背痛的原因作解說。

■ 腰部肌肉韌帶拉傷

這種情形常見於搬重物、提重物等經常從事負重的勞力工作者，因為他們往往重複且過度使用腰部肌肉。

腰部肌肉韌帶拉傷的症狀有兩種，一種是急性疼痛，如果只是痛一兩天就好則無大礙；但如果痛到無法走路，且疼痛超過兩週，就要小心後遺症。另一種是慢性疼痛，患者會常常反覆閃到腰，這時必須就醫評估，因為這有可能是核心肌群功能不佳，甚或是椎間盤突出症造成。若不從根本去治療，恐怕會步入背痛的惡性循環。

■ 椎間盤突出症

椎間盤是位於上下兩塊脊椎骨間的緩衝墊，其功能有如汽車的避震器一般，可吸收調節脊椎所承受的壓力，避免脊椎椎體受傷。

椎間盤的外圈像年輪一樣，稱為「纖維環」；內部則是像果凍一樣半流質狀的物質，稱為「髓核」，是保持緩衝的重要角色。當壓力超過椎間盤負荷時，纖維環會出現裂痕，引發疼痛；更嚴重時，髓核會往外溢出，造成更厲害的疼痛，這就是所謂的「椎間盤突出症」。

此病好發於 20 歲至 45 歲的人身上。腰椎第四、五節及薦椎第一節，是椎間盤最易被壓迫突出的地方。患者在彎腰、打噴嚏時，會增加椎間盤壓力，當過大的壓力擠壓受傷的椎間盤，就會造成下背痛或有閃到腰的感覺。為什麼椎間盤突出那麼痛，因為纖維環的外 1/3 有神經支配，當過大的外力擠壓椎間盤時，椎間盤會發出疼痛訊號。若椎間盤突出壓到神經根時，會造成坐骨神經痛。

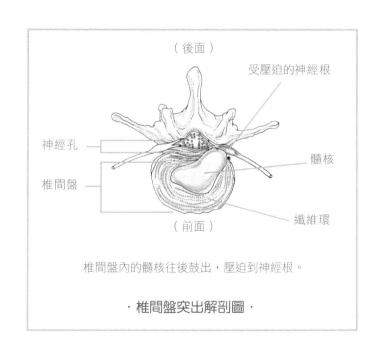

（後面）

受壓迫的神經根

神經孔

椎間盤

髓核

纖維環

（前面）

椎間盤內的髓核往後鼓出，壓迫到神經根。

· 椎間盤突出解剖圖 ·

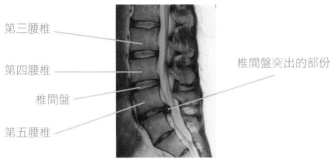

第三腰椎 ⋯⋯⋯

第四腰椎 ⋯⋯⋯

椎間盤 ⋯⋯⋯

椎間盤突出的部份

第五腰椎 ⋯⋯⋯

· 椎間盤突出之核磁共振圖 ·

不要輕忽「閃到腰」！

很多人都有「閃到腰」的經驗，而且往往不以為意，覺得過幾天自然就會好，其實這是錯誤觀念，閃到腰是很重要的身體訊息，因為它可能是脊椎走向退化的問題源頭和先前原因。閃到腰若症狀嚴重，例如無法走路或疼痛超過兩週，就可能造成核心肌群功能不正常，如果核心功能無法恢復，脊椎就會不穩定、不平衡，日積月累可能形成椎間盤突出症或坐骨神經痛等疾病，也慢慢走向脊椎的退化、長骨刺等。因此，請不要輕忽閃到腰，一次閃到腰的原因很可能是肌肉拉傷，但反覆閃到腰就表示核心肌群功能可能有障礙，也可能已經發生椎間盤突出症。如果你已經有反覆閃到腰的情況，請務必前往醫院復健科，請醫師評估脊椎與核心肌群的狀況。

■ 退化性腰椎症候群

此病變通常發生在老人身上，這主要是因為年齡增長椎間盤水分減少，加上長期姿勢不良，使得椎間盤磨損甚至被壓扁，刺激腰椎椎體邊緣骨質增生，形成骨刺。

許多人一聽到長骨刺就害怕，事實上這是自然的老化過程，而且骨刺不一定會找你麻煩，只有位於神經根附近才會不舒服。基本上，是退化性脊椎變形、脊椎關節發炎、脊椎腔狹窄等問題造成的種種症狀。

■ 坐骨神經痛

椎間盤突出症和退化性腰椎症候群，都會刺激或壓迫到腰椎的神經根，造成坐骨神經痛。這種疼痛會牽引到腿部，造成腳痛，甚至小腿或腿部都會有麻木感。嚴重的會肌肉無力、萎縮。

最後提醒大家，背痛是很複雜的問題，如果疼痛超過 6 個月以上，就不是單純一個病因可以解釋，椎間盤突出症、兩側肌肉不平衡（一邊太緊一邊無力）、姿勢不良、關節負重壓迫過大等，都可能是一位病人的病因；對於老人家來說，骨質疏鬆、脊椎滑脫、壓迫性骨折或腫瘤等也都會出現背痛症狀，因此背痛絕對不能拖，請務必及早就醫找出病因，進行有效的背痛治療。

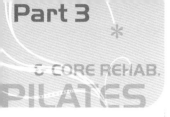
瞭解背痛的惡性循環

為什麼無法擺脫背痛的惡夢？是因為這疼痛是整套惡性循環的過程。第一個目標要瞭解自己位在疼痛循環的哪一個環節，然後盡快地終止惡性循環。也可以請醫院提供醫療建議並安排復健運動計畫。如果這個循環一直持續，最後就會造成無法回復的永久性傷害。

■ 壓力和不活動

現代人生活壓力大，又不愛運動，長期下來的結果，就是無法紓解的壓力轉移到背部。當承受的壓力超過負荷時，背部肌肉就會開始變化。

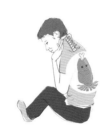

■ 肌肉緊繃

突然某天，背部肌肉完全無預警地收縮，有種如同抽筋般的刺痛感，這就是肌肉緊繃，它是人體為了防止肌肉受到更大傷害，所做的自然反應。

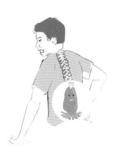

■ 肌肉無法呼吸

肌肉緊繃會切斷其中的血液循環，肌肉無法得到氧氣

供應，又無法排除掉乳酸和其他代謝廢物，結果是疼痛更加嚴重。

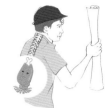

■ 肌肉僵硬

持續性的疼痛，會造成肌肉僵硬，連帶脊椎也跟著僵硬，有時連活動一下都有問題。

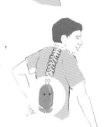

■ 脊椎產生病變＋核心肌群功能異常

失去彈性與保護的脊椎，承受很大的壓力，特別是椎間盤部分，如果又有反覆性的微小扭傷如閃到腰，就會形成椎間盤突出症及嚴重疼痛，使核心肌群功能異常；而核心肌群功能異常，又會加重椎間盤負擔，並經常引發微小的背痛。如此反覆日積月累的脊椎傷害，會使脊椎產生退

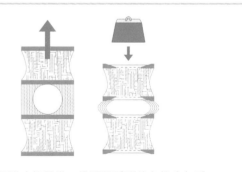

核心肌群功能異常，椎間盤受到的負擔會加重。

· 椎間盤受壓迫 ·

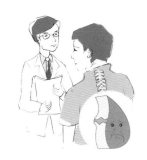

化關節病變，形成骨刺、脊椎變形，更嚴重的是造成脊椎腔狹窄，壓迫到神經。

■ 臥床休息並感到焦慮

嚴重的背痛，常使人只能依賴止痛藥，或是開刀緩解痛苦；而且因為很痛，所以普遍臥床休息，一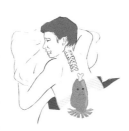動都不想動，這再加上罹病的焦慮感，就形成新的循環。如此一日復一日，背部肌肉會越來越無力和僵硬，人也會變得越來越焦慮，從此陷入惡性循環之中，始終無法甩脫背痛的困擾。

你該怎麼做？

■ 了解疼痛過程

背痛只要一開始發作，就可能會造成惡性循環。因此，你應該在背痛進入永久性傷害階段前，盡快控制疼痛。

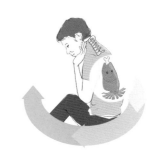

■ 運動你的身體

如果你有背痛的困擾，請擬定一套專門為背痛設計，可以消除、預防疼痛，讓背痛逐漸好轉的運動計畫，並落實執行。

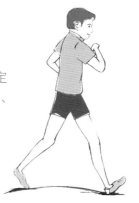

■ 放鬆你的心情

放鬆心情，是對付疼痛的工具。當心情放鬆後，你的身體便能釋出造成疼痛的壓力，也能夠控制背痛的「疼痛訊息」。

［註：以上圖文參考自美國 Merck Sharp & Dohme(I.A) 藥廠提供之醫學資訊］

背痛對心理層面的影響

- 情緒不佳、憂鬱、沒有衝勁、沒有自信。很多慢性背痛患者都有憂鬱症問題。
- 睡眠品質不好，經常失眠。
- 壓力大，生活品質下降。

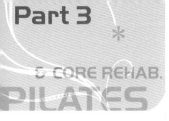

背痛的治療

■ 藥物治療

打針吃藥是最常見的治療方式，因為這類似消炎止痛藥及肌肉鬆弛劑為主的藥物，藥效快，病人身體又不必活動，所以很受歡迎，但並不治本。

■ 熱敷、電療與腰椎牽引

熱敷、電療可達到適度肌肉放鬆與止痛的效果，腰椎牽引則可減輕椎間盤所承受的壓力，兩者同樣不需身體活動，因此病人接受度也很高。

■ 硬膜上腔類固醇注射

醫師會藉由即時性 X 光機或超音波輔助，把類固醇直接注射於發炎、腫脹的神經硬膜上腔。此法優點是能將藥物集中於患處，並可減少藥量，在急性期時能有效緩解神經疼痛。

■ 開刀治療

背痛有三種需開刀的適應症：

1. 疼痛到病人受不了。
2. 病人下肢無力及肌肉萎縮越來越嚴重。

3. 病人有大小便失禁現象。

除了有以上任何一種情況，復健科醫生多不鼓勵背痛患者馬上開刀，因為開刀有其風險性，且對我們重視的深層背肌（多裂肌）會有影響。也許有人會問：椎間盤都已經突出了，不開刀背痛會好嗎？其實，椎間盤突出不一定都會壓迫神經造成疼痛，當周遭組織經過治療而消除發炎、腫脹，神經的壓迫可能就已經緩解；且患者藉由運動強化穩定的核心肌群，建立脊椎良好的支撐力，減少椎間盤所受的壓力，就可以預防椎間盤突出。

因此，近來醫界均鼓勵採行「積極的復健治療」。也就是除了藥物、牽引、電療也加入增生治療及主動運動核心訓練來改善症狀，並預防復發，許多患者沒有開刀並且有令人滿意的恢復。學者 Bush 在 1992 年的報告指出，對於所有因神經被壓迫造成坐骨神經痛的病人，積極的復健治療成功率在八成以上。

醫師小叮嚀

透過吃藥、注射、熱敷、電療和腰椎牽引等傳統治療，雖然會使背痛感覺消失，卻不表示已經痊癒，因為病人的核心肌群功能並不一定會恢復正常，之後很多人還是會復發，而且陷入惡性循環之中。

■ 運動治療

　　這是近年來醫界最鼓勵的治療方式。運動治療是「主動治療」，也就是靠自己去復健自己的身體，重新建立自己身體本來應有的功能；而其中的「核心復健」，正是改善並預防背痛復發的根本治療方法。

　　澳洲一項大型研究顯示，做過核心復健的背痛病人，復發率比傳統復健降低很多。他們將第一次發生急性下背痛的病人分為兩組，第一組做深層核心復健，第二組則做傳統治療，兩組均為期 10 週。結果兩組病人一年後復發率就出現差距，第一組復發率是 25％，第二組則高達 85％；且三年後復發率仍有顯著差異，第一組只有 35％，第二組仍高達 75％。

　　由此可見，藉由核心復健，正確鍛鍊腹背的肌力與肌耐力，增加脊椎的保護與活動度，以及強化肌肉韌帶的柔軟度，讓脊椎處於一種平衡、無負擔狀態，才是真正解決背痛問題的方法。

　　從下頁開始，就為有背痛困擾的讀者們，列出有效的地墊運動與抗力球運動。這些運動除了核心訓練外，也強調姿態訓練，以及脊椎活動度、肌肉伸展與減壓的訓練，而且還依動作的難易程度分初、中、高三階段。只要你能掌握前述「基本訓練」的呼吸、核心控制和維持脊椎適中位置三大重點，按部就班、循序漸進落實運動計畫，一定能恢復核心肌群功能，重拾健康有活力的背脊。

積極復健治療
的三大要點

· 背痛急性期以藥
　物、熱敷、電療、
　腰椎牽引、類固醇
　注射等控制疼痛。
· 在不痛的範圍內，
　儘早開始活動。
· 重新建立腰、背肌
　肉群，支撐脊椎、
　控制疼痛，預防背
　痛復發（這也是核
　心復健的模式）。

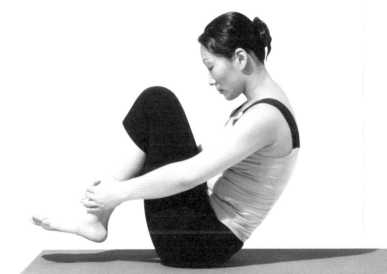

改善背痛的
地墊運動

姿勢控制 Postural Retraining

仰臥姿態訓練　Supine Warm Up

步　驟

1. 預備姿勢：仰臥平躺，雙腳伸直張開與骨盆同寬，保持平行，且膝蓋對準第二根腳趾；雙手自然置於身體兩側，手心向上。[圖 ❶]

2. 吸氣，吐氣時將腳板勾起來，膝蓋繃緊、臀部夾緊，肚臍微收，肋骨鎖好，肩膀下壓，下巴內收，頭頂拉長延伸。[圖 ❷]

3. 保持此姿勢做兩回完全呼吸，然後吸氣放鬆。

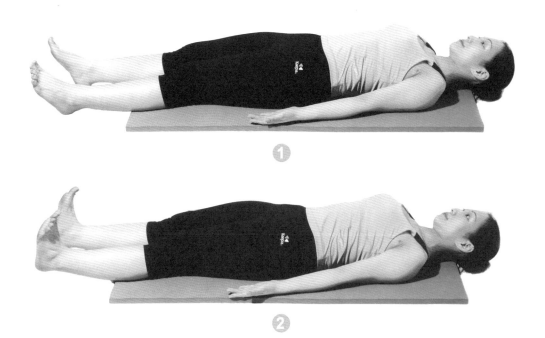

❶

❷

俯臥姿態訓練 Prone Warm Up

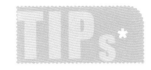

步驟

1. 預備姿勢：俯臥平躺，雙腳伸直張開與髖關節同寬，保持腳掌平行，且膝蓋對準第二根腳趾；雙手自然置於頭部兩側，呈 U 字型，手心朝下；不聳肩，骨盆平貼於地面，額頭及腳背貼在地板上。[圖 ❶]

2. 吸氣，吐氣時將腳板勾起來，膝蓋撐穩、臀部夾緊，肚臍內縮，肩膀下壓，下巴內收，頭頂拉長延伸。[圖 ❷]

3. 保持此姿勢做兩回完全呼吸，然後吸氣放鬆。

TIPs*

- 不要過度用力，否則容易發生抽筋現象。
- 只要用一半的力氣，依腳底到頭頂的順序，去感覺身體不同部位的緊繃與放鬆即可。
- 在動作過程中，隨時保持腳趾、膝蓋、髖關節及軀幹在一直線的排列位置（參見基本訓練 Lesson4）。
- 於所有的俯臥練習時，使用毛巾墊於額頭下，可維持良好頸椎弧度。

■ 想　　像 ■

想像耳朵與肩膀的距離拉長，隨著每次呼吸，頭頂和腳底各自前後延伸拔河。

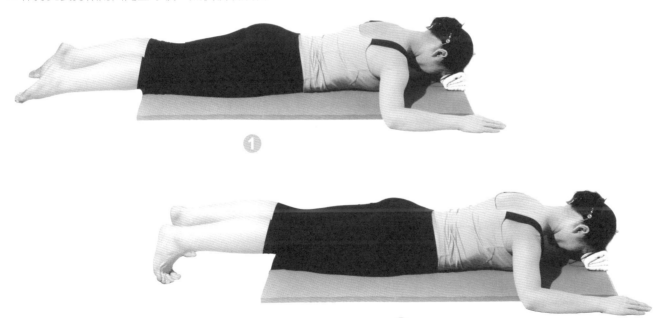

❶

❷

橋式動作 Bridge

步　驟

1. 預備姿勢：仰臥平躺，肩膀放鬆，雙膝彎曲，雙腳打開與骨盆同寬，腳跟穩穩立於墊上，雙手自然置於身體兩側，手心向下。[圖 ❶]

2. 吸氣，吐氣時肚臍內縮、臀部夾緊，然後從尾椎開始帶動，而後骨盆、腰椎、胸椎，使脊椎一節一節捲離地面 [圖 ❷]，直到力量停留在肩膀，身體從側面看來呈一直線。

3. 吸氣，吐氣時從肩膀開始，將脊椎一節一節放回地上。

TIPs*

- 要將注意力放在脊椎一節一節的捲起動作上，而非只想著將背拱高。
- 如果無法將腰椎各節脊椎之間的動作分開，可以讓肚臍再內縮一些，這樣會有不錯的效果。
- 剛開始練習時，可以透過鏡子來矯正動作，以確定側面肩、軀幹、骨盆、大腿、膝是否為一直線，且沒有聳肩或頸椎壓迫的動作產生。
- 動作進行中，核心需隨時保持收縮，臀部左右兩邊都要保持一樣高，沒有傾斜或扭轉，保持身體穩定且位於中線。
- 進階的橋式動作，可參見本書第 115 頁。

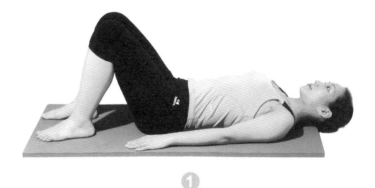

❶

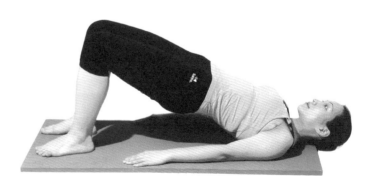

❷

穩定抬膝操 Knee Lift

步 驟

1. 預備姿勢：仰臥平躺，雙腳屈膝，平行張開與骨盆同寬，腳底板立於地板上。肩膀放鬆，肩胛骨平貼地面，骨盆保持在舒適位置。[圖 ❶]

2. 吸氣，維持腰椎骨盆穩定，左腳抬離地板，左膝朝胸口方向靠近，直到大腿與地面垂直，膝蓋也彎曲呈 90 度。[圖 ❷]

3. 吐氣，持續核心控制收縮，將左腳平順地放回起始位置。

4. 換邊，重複以上動作。

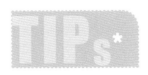

- 動作配合呼吸節奏，隨時保持核心收縮，且維持脊椎舒適位置。
- 預備姿勢中，雙腳屈膝的角度約為 90 度，以膝關節不感到壓迫為原則。
- 注意腿抬起時，仍應保持雙腿平行與骨盆同寬，且不晃動。

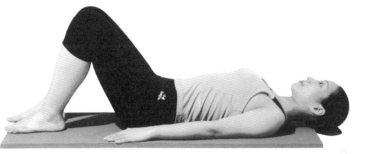

❶

❷

■ 功　　效 ■

加強骨盆帶安定

增加核心控制

■ 運 動 難 度 ■

初級　中級　高級

■ 次　　數 ■

每邊 ❹ ～ ❻ 次。

■ 想　　像 ■

想像你的肩胛骨、背部沉入地面，有人輕拉你的腿，使其能毫不費力地上下移動。

穩定抬臂操 Arm Lift

步　驟

1. 預備姿勢：仰臥平躺，雙腳伸直張開與骨盆同寬，兩腳掌平行且膝蓋對準第二根腳趾。肩胛骨下壓、肚臍內縮、骨盆穩定。雙手舉向天花板，掌心相對。[圖 ❶]

2. 吸氣，雙手向天花板延伸拉長並慢慢抬起往頭頂方向拉，保持肩頸放鬆、肋骨內收及核心收縮。[圖 ❷]

3. 吐氣，慢慢將雙手帶回起始位置。

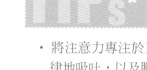

TIPs*

· 將注意力專注於正確的呼吸方式，感覺氣體緩慢規律地吸吐，以及胸腔穩定地起伏。

· 過程中，背部、肩胛骨始終平貼地面，並且不隨雙手上抬的動作而拱起。

■ 功　　效 ■

加強肩帶穩定度

擴大肩關節可動範圍

提昇呼吸時胸廓的控制技巧

■ 運 動 難 度 ■

初級　中級　高級

■ 次　　數 ■

❹～❻次。

■ 想　　像 ■

想像全身固定於地面，和地板融為一體，有人輕拉你的雙手，使其上下移動。

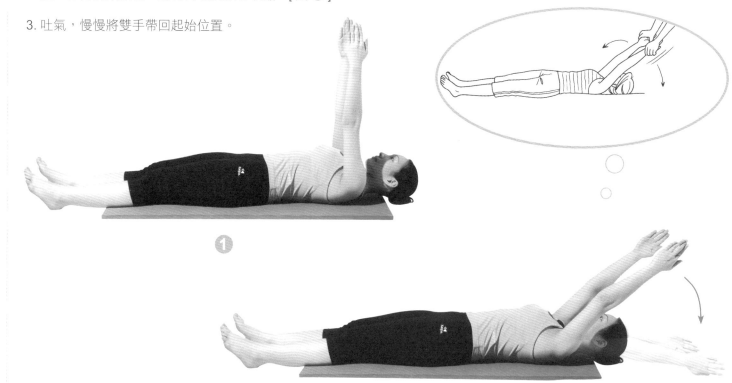

❶

❷

單腿畫圓 Supine Single Leg Circle

步 驟

1. 預備姿勢：仰臥平躺，一腳伸直平放於地面，另一腳膝蓋彎曲抬到髖關節正上方 [圖 ❶]，而後朝天花板方向將膝蓋伸直，腳尖朝天花板方向伸展；雙手自然置於身體兩側，手心向下。

2. 順時針方向畫圓 [圖 ❷]，然後改依逆時針方向畫圓，每個方向做 6 ～ 10 次。注意畫圓開始時吸氣，結束一圈時吐氣。

3. 換腿，重複以上動作。

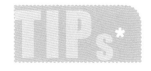

TIPs*

· 注意力要放在核心控制穩定，避免使用大腿的力量。
· 畫圓時，要維持全身不動，尤其是骨盆的穩定。
· 練習時，由繞小圈開始，再逐漸將圓圈加大。
· 如果身體晃動得厲害，可以將伸直的一腳改為彎曲，讓腳底板貼在地面，降低難度。
· 畫圓時，腿的位置不要過低，以免下背拱起，增加背部負荷。

■ 功　　效 ■

強化核心控制

穩定骨盆，增強下肢肌力

增加髖關節的可範圍與柔軟度

■ 運 動 難 度 ■

初級　中級　高級

■ 次　　數 ■

每邊 6 ～ 10 次。

■ 想　　像 ■

想像你的腿是條鉛垂線，有人拉著你的腳尖，使你的腿向外延伸、繞圓。

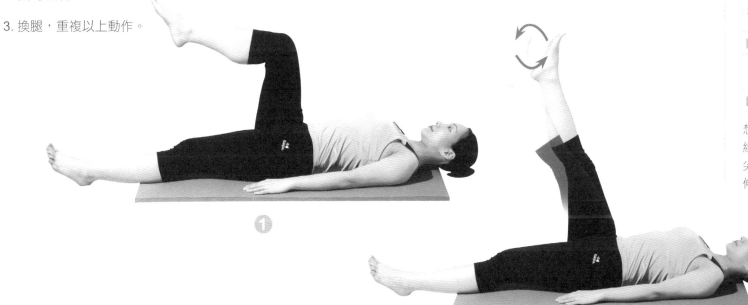

❶

❷

095

直膝抬腿操 Leg Extension

步 驟

1. 預備姿勢：仰臥平躺，左腿伸直，右膝彎曲立於地面，雙腿張開平行與骨盆同寬。肩膀放鬆，肩胛骨平貼地面，骨盆保持在舒適位置。[圖 ❶]

2. 吸氣，維持骨盆穩定，左腿抬高到與右大腿同高。[圖 ❷]

3. 吐氣，持續核心控制收縮，將左腳平順地放回起始位置。

4. 換邊，重複以上動作。

TIPs*

• 此為「穩定抬膝操」的加強動作，動作一樣要配合呼吸節奏，隨時保持核心收縮，且骨盆始終要維持在舒適位置。

• 剛開始練習時，可將雙手置於骨盆兩側協助穩定，待熟練核心控制後，雙手可放回地板上，增加身體控制的自覺。

■ 功　效 ■

加強骨盆帶安定

強化核心控制

■ 運動難度 ■

初級　中級　高級

■ 次　數 ■

❹～❻次。

■ 想　像 ■

想像你的肩胛骨、背部沉入地面，有人輕拉你的腿上下移，而且腿有延伸出去的感覺。

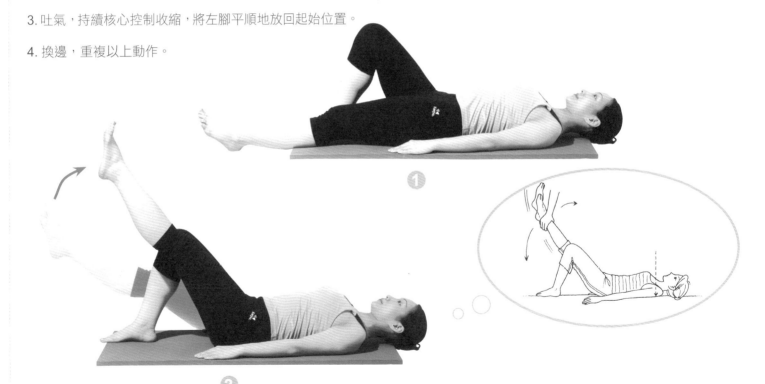

❶

❷

伸展動作 Stretch Exercises

兒童姿勢 Child's Pose

　　雙腿併攏跪坐，臀部貼於腳踝，腳背平貼地面。身體前彎，讓胸口貼近膝蓋，額頭放鬆貼地，雙手向後置於身體兩側，手心朝上 [圖 ❶]。保持此靜態放鬆姿勢，配合 4 次完全呼吸。

蝦米姿勢 Knee to Chest

　　仰臥躺著，雙腿併攏，抱住小腿將膝蓋彎曲貼近胸部，讓臀部抬離地板 [圖 ❷]。保持這種靜態姿勢，配合 4 次完全呼吸。

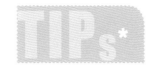

· 全身放鬆，配合深呼吸。
· 身體捲縮的程度，以不會造成不適為準。

■ 功　　效 ■

伸展並且放鬆背部、臀部的緊張感

增加柔軟度

動作轉換連接時的休息與緩和動作

■ 運 動 難 度 ■

初級　中級　高級

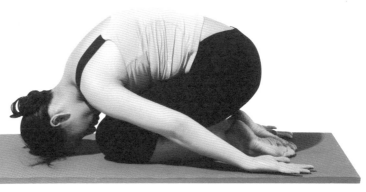

❶

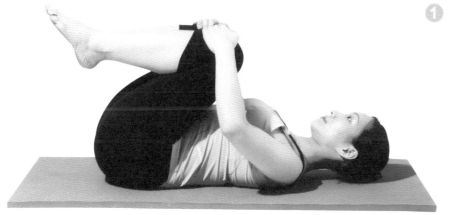

❷

脊柱旋轉操 Spine Twist

步 驟

1. 預備姿勢：仰臥平躺，右膝彎曲，左腳踝置於右膝上，左邊髖關節打開，骨盆維持在舒適位置，左右平均。雙手張開置於身體兩側，肩膀放鬆，肩胛骨平貼地面，核心收縮。[圖 ❶]

2. 吸氣，將下半身慢慢轉向左邊，保持肩膀、手臂緊貼地面。[圖 ❷]

3. 吐氣，運用腹斜肌的力量，將下半身轉回到起始位置。

4. 換邊，重複以上動作。

■ 功　　效 ■

強化腹斜肌的肌力

增加脊柱關節間旋轉時可移動的範圍

伸展體側肌群

■ 運 動 難 度 ■

初級　中級　高級

■ 次　　數 ■

每邊 6 ～ 10次。

■ 想　　像 ■

想像有條繩子自右肩連結到左邊骨盆，慢慢穩定的將下半身拉回到起始位置。

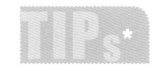

· 將注意力放在腹斜肌的控制上，腿並非是「向下掉」，而是「被放下」。

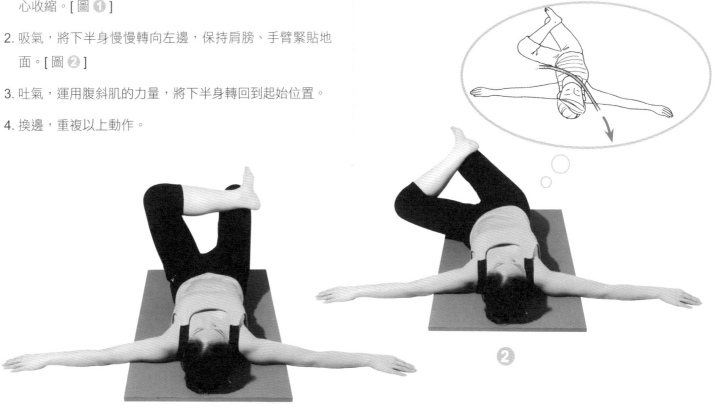

❶

❷

側躺抬腿操 Side-Lying Leg Up

步 驟

1. 預備姿勢：身體側躺，位於下方的腳彎曲，上方的腳伸直。頭靠在下方手臂上，而位於上方的手則扶地以維持平衡。核心收縮，骨盆保持在舒適位置，不向前或後傾倒。[圖 ❶]

2. 吸氣，核心穩定好，將上方伸直的腳朝天花板舉起。[圖 ❷]

3. 吐氣，仍維持核心與骨盆穩定，將腳慢慢放下，回到起始位置。

4. 換邊，重複以上動作。

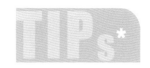
TIPs*

- 在預備姿勢中，身體各部位要排列在正確的位置，從側面看來，頭、頸、肩、軀幹、髖關節、膝蓋、腳踝全都在一直線上。此外，還可以檢查側腰與地板間是否保留空隙，如果有，代表核心有收縮，側腰沒有癱軟在地上。

- 抬腿的高度以骨盆不受牽動為準，將注意力放在核心穩定，而非腿抬得有多高。

■ 功　　效 ■

強化腿部肌力

提昇骨盆穩定度

■ 運 動 難 度 ■

初級　中級　高級

■ 次　　數 ■

每邊❹～❻次。

■ 想　　像 ■

想像有股力量將你的腿延伸抬高，你只需配合律動抬腿，並穩定身體即可。

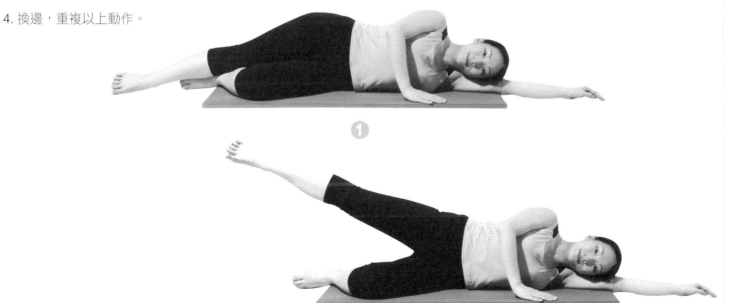

❶

❷

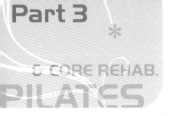

側躺穩定平衡 Side-Lying Stability

步驟

1. 預備姿勢：身體側躺，雙腿伸直併攏，保持全身排列在一直線的位置。頭靠在下方手臂上，而位於上方的手則扶地以維持平衡。核心收縮，骨盆保持在舒適位置。[圖 ❶]

2. 吸氣，穩定軀幹，吐氣時用腹部的力量，帶動雙腿同時抬離地面，到平行地面的高度。[圖 ❷]

3. 維持自由呼吸，保持穩定，再將扶在地面支撐的手舉向空中伸展。[圖 ❸]

4. 施行 4 回完全呼吸後，將雙腿與手慢慢放回地面，恢復起始位置。

5. 換邊，重複以上動作。

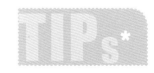 TIPs*

· 試著找到身體的重心，將注意力放在核心部位，雙眼視線定在前方一固定物上，更能幫助集中。

· 骨盆始終要保持在正中舒適位置，不可前後傾斜。腹部、背部（包括臀部）以及骨盆底甚至雙腿內側，都要保持張力。

· 動作切忌求快，以沉穩為優先。

· 如果覺得動作無法做到，可先從手不離地練習起，難度較低。

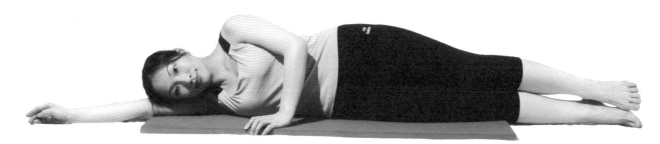

❶

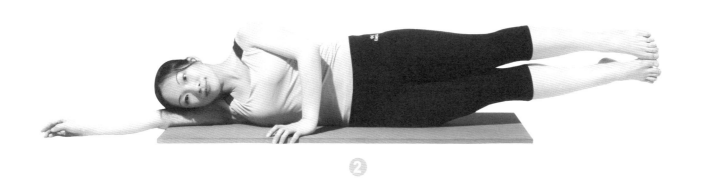

❷

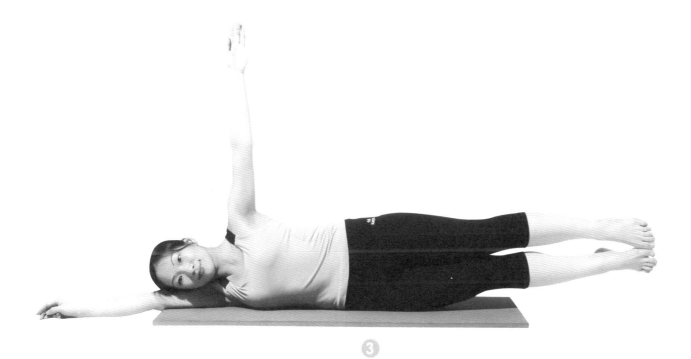

❸

■ 功　　效 ■

提昇骨盆穩定度

加強核心肌群控制
能力

增進平衡感

■ 運 動 難 度 ■

初級　中級　高級

■ 次　　數 ■

每邊❷～❹次。

■ 想　　像 ■

想像你的頭、腳底以
及向上伸展的手，各
有力量將其向外拉，
而這三股力量在你的
核心位置集中取得平
衡。

101

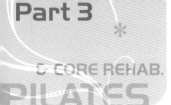

桌面穩定操 All-Four Arm & Leg Lift

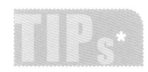

步　驟

1. 預備姿勢：跪於墊面，四肢著地，上半身的肩、肘、腕位於一直線上，手肘微彎不鎖死；下半身的髖關節，則位於膝蓋骨的正上方。雙手與肩同寬，雙腳與臀部同寬；背部打平，頭、頸放鬆，與背部維持同一水平高度。[圖 ❶]

2. 吸氣，吐氣時肚臍內縮、臀部夾緊，右手向前抬起到水平高度，左腳沿著地板向後伸直，並抬高到水平，對側的手腳各自向前、後延伸。[圖 ❷]

3. 保持全身穩定，做兩回完全呼吸後，吸口氣，吐氣同時將抬起的手、腳收回起始位置。

4. 換邊，重複以上動作。

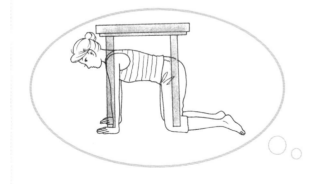

TIPs*

- 動作正確與否在於核心收縮，肩帶、骨盆穩定；身體要保持在中線，不歪斜扭轉。
- 如果無法做到身體不動，可以降低難度，讓手腳離地 5 公分即可；要不然，將動作拆成抬手或抬腳練習亦可。
- 頭頸應沿著脊椎方向延伸出去，不要過度仰頭或低頭。

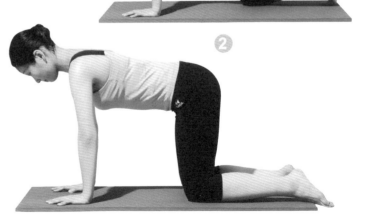

❷

❶

■ 功　　效 ■

強化核心穩定度

加強上背及大腿後肌力

增進平衡感

■ 運 動 難 度 ■

初級　中級　高級

■ 次　　數 ■

每邊❷～❹次。

■ 想　　像 ■

想像整個身體是一張桌子，隨時保持桌面四平八穩。

超人操 Superman

步驟

1. 預備姿勢：俯臥平躺，雙腳伸直張開與髖關節同寬，保持腳掌平行，且膝蓋對準第二根腳趾；雙手自然置於頭部兩側，呈 U 字型，手心朝下；不聳肩，骨盆平貼於地面，額頭及腳背貼在地板上。[圖 ❶]

2. 吸氣，吐氣時肚臍內縮、臀部夾緊、肋骨鎖好、下巴內收。以恥骨為平衡點，將上半身（手臂及胸口）及下半身（從大腿開始）抬離地板，手腳則各自向前後伸直、延伸。[圖 ❷]

3. 保持此姿勢，做兩回完全呼吸後，再回到起始位置。

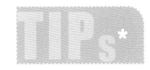

TIPs*

- 從頭到尾，核心部位都要保持在緊實有力的狀態下，骨盆要緊貼地面。
- 如果要降低動作難度，可將動作拆為對側手腳同時抬起（例如右手與左腳同時離地）練習。
- 整個動作完成、回到原來位置才可以放鬆，否則手腳突然落下會很容易受傷。
- 背部不可太過後彎，尤其是有脊椎滑脫病史的人，因為這可能會造成腰椎過度負擔。
- 頸部要順著脊柱曲線，不可後仰。

■ 功 效 ■

強化整個背部肌力

提昇軀幹、骨盆穩定度

增加脊椎活動範圍

伸展軀體前側

■ 運 動 難 度 ■

初級 中級 高級

■ 次 數 ■

❷～❹次。

■ 想 像 ■

想像全身有如一道倒置的彩虹，脊椎順著彩虹弧度平順地延展出去。

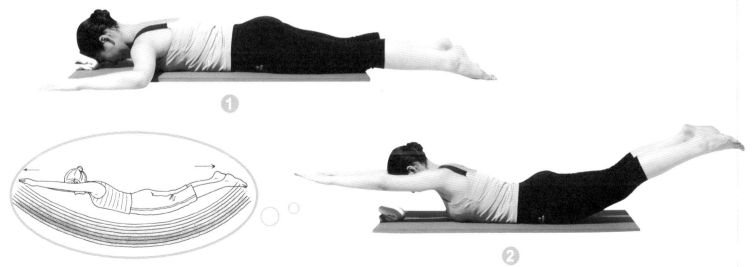

❶

❷

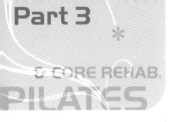

百次呼吸 The Hundred

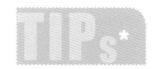

步　驟

1. 預備姿勢：仰臥平躺，雙腿併攏，雙膝往胸部方向彎曲，雙手輕扶膝蓋下方。[圖 ❶]

2. 吸氣，吐氣時肚臍內縮，下巴也內收，頭、頸、肩抬離地板，肩胛骨下壓貼附地面。保持核心穩定，雙腳屈膝呈 90 度，雙手置於身體兩側，與身體側面中線平行伸展 [圖 ❷]。快速上下擺動。呼吸方式為連續 5 拍吸氣、而後 5 拍吐氣。

3. 進階作法：保持核心穩定，雙腳伸直朝天空抬起，手臂伸直，手肘不鎖死，同樣做雙手上下擺動。[圖 ❸]

■ 功　效 ■

強化核心控制

穩定骨盆及肩帶

增強心肺功能

■ 運 動 難 度 ■

初級　中級　高級

■ 次　數 ■

10 拍為 ❶ 次，最多連續進行10次。

■ 想　像 ■

想像自己漂浮於平靜的水面上，雙手有力量自肩部貫穿到手指，但拍打時卻是小幅輕拍不激起水花。

TIPs*

- 初學者應從雙膝彎曲於髖關節正上方，90~90 度姿勢（大腿與地面垂直，小腿與地板平行）[圖 ❷] 的基礎作法開始。當強度要加強時，則做雙腳伸直的進階動作 [圖 ❸]，建議雙腳的角度可介於離地面 45~90 度，越接近 45 度則難度提高。

- 要保持肚臍內縮，雙眼視線可盯在小腹上，幫助注意力集中於核心。

- 一旦腰背部拱起離開地面，或有疼痛產生，請立即停止，或降低動作難度。

- 頸部若有不適，請先檢查腹部是否有正確用力、下巴是否收緊，不要只是用頸部的力量。如果曾經受傷，請勿將頭、頸抬起。

- 頭、頸會跟著拍打晃動是常見錯誤，請注意除了手臂拍打外，全身應靜止不動。

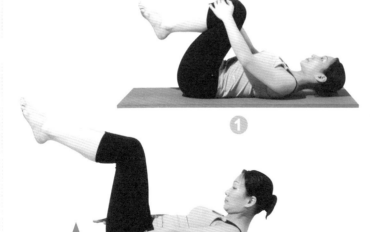

❶

❷

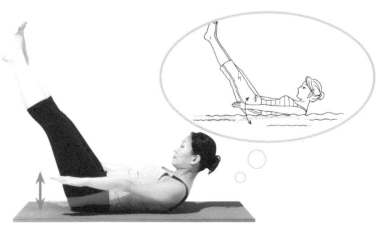

❸

滾球運動 Rolling Like a Ball

步 驟

1. 預備姿勢：正坐，雙腿彎曲，腳跟併攏，膝蓋內縮靠近胸口，雙手抱住腳踝，肩膀下壓，使脊柱呈 C 字型彎曲，雙腳稍微離地。[圖 ❶]

2. 保持此姿勢，吸氣，把氣吸到背後，讓背部盡量拱圓，身體如球往後滾動 [圖 ❷]；吐氣時，利用核心帶動向前翻滾回起始位置，維持平衡，雙腳不接觸地面。

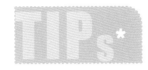

TIPs*

• 注意力集中於核心控制，盡可能緊縮你的身體，視線盯在雙膝方向以幫助集中。
• 速度不宜過慢，要掌握前後滾動，而且要試著感受每一節脊椎依序接觸地面的感覺。
• 切忌用頭部後仰或腳踩地的力量帶動身體滾。
• 不要聳肩，維持身體中線位置，別讓頭頸強力碰撞地板。

■ 功　　效 ■

增強核心控制

改善平衡感

放鬆、按摩脊椎附近的肌肉

■ 運 動 難 度 ■

初級　中級　高級

■ 次　　數 ■

重複滾球動作 ❹ ～ ❻ 次。

■ 想　　像 ■

想像整個身體是個灌了鉛的圓球，沉穩流暢地滾。

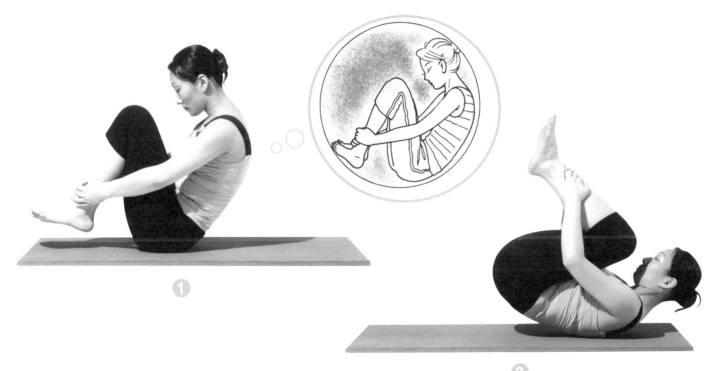

❶

❷

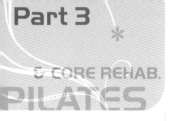
脊椎捲曲運動　Roll Down & Roll Up

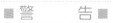
步　驟

1. 預備姿勢：正坐，雙腿併攏打直，手臂上舉到胸部高度、
   向前伸直。下巴內收、肚臍內縮；背部打直、肩膀下壓。
   [圖 ❶]

2. 吸氣，吐氣時肚臍再向內縮，使脊柱呈 C 字形彎曲往後
   倒，讓一節一節的脊椎骨依序碰觸地面。[圖 ❷]

3. 全身仰臥於地板，頭、腳前後延伸，雙手朝向天花板 [
   圖 ❸]。吸氣預備，吐氣同時肚臍內縮，以核心力量帶
   動脊椎一節一節捲起，回到原來預備姿勢。

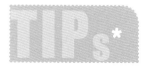
TIPs*

- 若腿後肌肉太緊，雙膝可微微彎曲踩地，以保持背
  部直立。
- 將腿部尤其是大腿前側肌肉放鬆，藉由視線盯在肚
  臍方向，可將注意力集中於核心力量的控制。
- 速度配合呼吸、動作流暢即可，不需過度放慢。
- 吐氣做得確實，才能幫助核心用力、穩定身體。
- 如果腹部力量不夠，不要用頸部代為出力，或有雙
  腳離地現象，應降低動作難度，避免受傷。其作法
  是將雙腳彎曲立於地上，或只做到半躺角度就停住
  回到起始位置，再逐漸加大範圍。

■ 警　告 ■

如果曾被診斷為椎間
盤突出，且動作進行
時會感到疼痛或酸麻
加劇，就要停止做此
運！

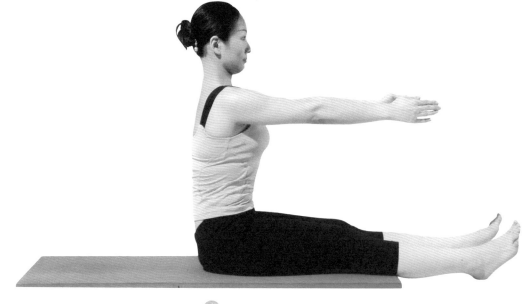

❶

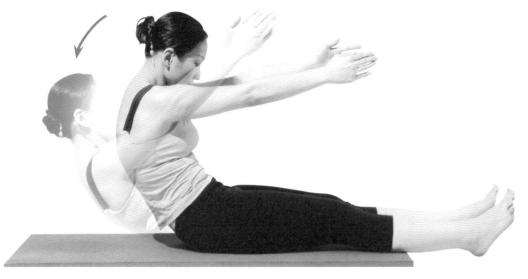

②

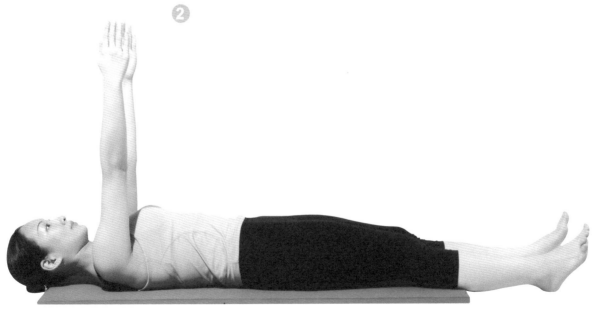

③

■ 功　　效 ■

提高軀幹柔軟度

伸展並強化脊椎

增強腹部力量，穩
定骨盆

■ 運 動 難 度 ■

初級　中級　高級

■ 次　　數 ■

④～⑥次。

■ 想　　像 ■

想像你的下半身（臀
部以下）像被灌了水
泥，和地板緊實相
連、無法動彈。

107

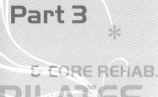
游泳操 Swimming

步　驟

1. 預備姿勢：俯臥平躺，雙腳伸直張開與髖關節同寬，保持腳掌平行，且膝蓋對準第二根腳趾；雙手自然置於頭部兩側，呈 U 字行，手心朝下；不聳肩，骨盆平貼於地面，額頭及腳背貼在地板上。[圖 ❶]

2. 吸氣，吐氣時肚臍內縮、臀部夾緊、肋骨鎖好、下巴內收。以恥骨為平衡點，將上半身（手臂及胸口）及下半身（從大腿開始）抬離地板，手腳則各自向前後伸直、延伸。[圖 ❷]

3. 保持此姿勢，吸口氣，維持腰椎有支撐；吐氣同時右臂、左腿同時下壓，但不碰觸地面。[圖 ❸]

4. 吸氣，回到原來高度，換邊重做。

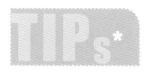

TIPs*

- 手臂及腿部上下拍的幅度不需很大，重點是維持身體穩定，速度配合呼吸、規律流暢。待動作熟練後，可將呼吸方式進階為連續吸氣 4 拍、吐氣 4 拍，每一拍都配合對側手腳下壓的動作，使動作流暢、呼吸順暢。

- 動作中維持肩膀下壓，頸部順著脊柱延長出去，不可後仰。

- 對側手腳盡量朝反方向拉長，要有伸展脊柱的感覺。

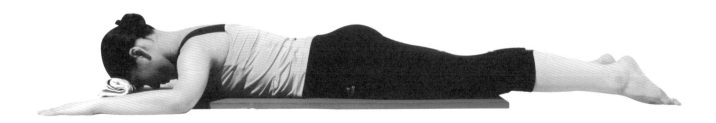

❶

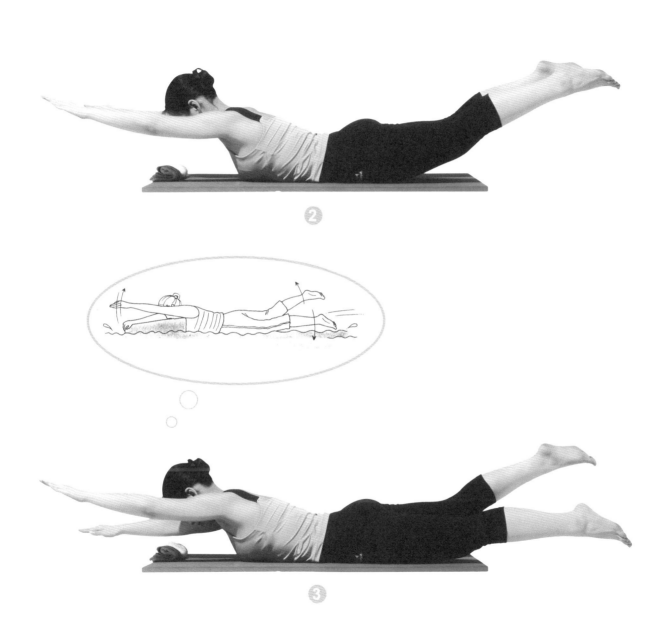

②

③

■ 功　　效 ■

強化背肌的肌力

提昇軀幹與骨盆
穩定度、肢體協
調能力

增強腹部力量，穩
定骨盆

■ 運 動 難 度 ■

初級　中級　高級

■ 次　　數 ■

持續左右互換，各做
❹ 次，重複 ❷ ～ ❹
回。

■ 想　　像 ■

想像自己正趴在水中
浮板上，努力維持身
體平衡，如游泳的動
作般，要持續控制肢
體擺動才不會下沉；
而非像溺水者狂亂用
力地拍打水面。

109

改善背痛的
抗力球運動

球面伸展操 Dorsal Stretch and Ventral Stretch on the Ball

步　驟

A. 背面伸展：全身放鬆趴在球上。[圖 ❶]

B. 腹部伸展：全身放鬆躺在球上。[圖 ❷]

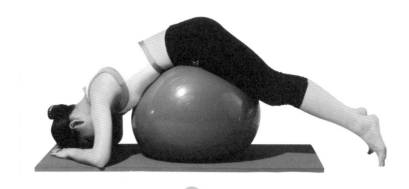

❶

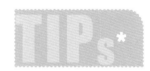

■功　效■

利用球面的弧度，
伸展放鬆脊椎

可作為休息及緩和
動作，增加柔軟度

■運動難度■

初級　中級　高級

■次　數■

保持此靜態動作，各
配合 ❹ ～ ❻ 次呼吸。

TIPs*

- 球面伸展幅度較大，建議可先進行地板伸展動作，再進行抗力球動作。
- 除以手腳輕觸地作為支撐外，身體其餘部位都要放鬆，可藉由雙膝的彎曲、伸直，來調整球面伸展的位置。
- 頭頸應有足夠支撐於球面，以免受傷。
- 伸展時，頭部位置可能會較低，如果運動中感到頭暈不適，應稍做休息再繼續，尤其高血壓患者更應注意。

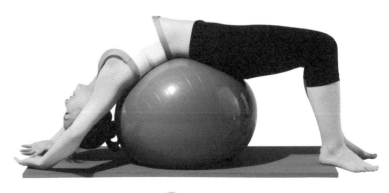

❷

球上仰臥起坐 Abdominal Curl on the Ball

步　驟

1. 預備姿勢：穩坐於球上，雙腳與肩同寬，踩在地面，雙手置於身體兩側。[圖 ❶]

2. 吸氣，吐氣同時肚臍內縮，帶動身體往後仰到接近平行地面（接近後仰90度），同時順勢將球與身體的接觸面，從臀部上移到下背部，過程中保持頭頸肩軀幹排列於正中位置。[圖 ❷]

3. 吸氣，吐氣時保持肚子內收，像在小腹挖個冰淇淋，骨盆穩定，上半身依原路捲起坐回。

4. 吸氣，吐氣回到後仰90度位置。

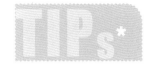

TIPs*

- 身體向後仰時，注意力放在核心持續用力，並讓腰部後方緊緊貼合球面，感覺肚臍往球的方向內縮。由於往後仰的角度愈大，所需穩定力量愈大，因此建議先從小角度開始練習。後仰的角度由小漸大，但頭部勿低於水平面。
- 緩慢深沉的吐氣，能使核心更加穩固。
- 頭勿後仰，腰勿拱起，下巴隨時內收。
- 建議後仰的角度由小漸大，勿使頭部低於水平面。

■ 功　　效 ■

強化腹部力量

穩定骨盆

增加平衡感

■ 運 動 難 度 ■

初級　中級　高級

■ 次　　數 ■

❹～❻次。

■ 想　　像 ■

想像雙腳在地板上生了根，不會因為在球上移動而失去平衡。

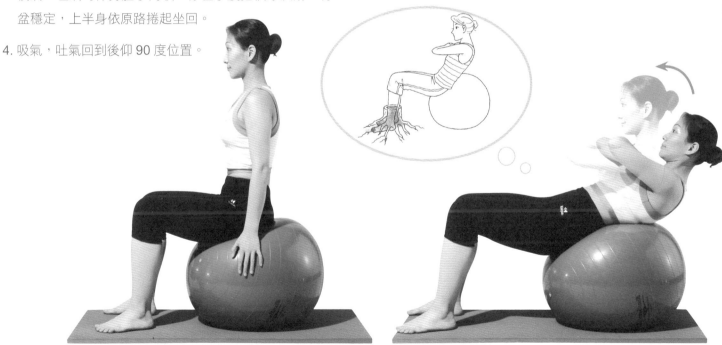

❶

❷

111

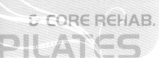

上背肌力強化運動
Upper Back Strengthening

步 驟

1. 預備姿勢：跪於球前方，雙手抱球，胸口貼著球面，膝蓋伸直。[圖 ❶]

2. 身體向前滾，以腹部和球面接觸，使身體由側面看呈一直線，雙手則與地板垂直。[圖 ❷]

3. 吸氣，吐氣時核心收縮，雙手張開朝天花板平舉，拇指朝上 [圖 ❸]。吸氣時雙手再放回地面，如此重複 6~10 次。

4. 休息，雙手抱回球上，膝蓋放回地板，回到預備姿勢。

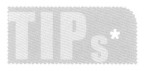

TIPs*

· 保持身體正中排列，全身持續些微收縮。
· 雙手上舉時，請利用兩側肩胛骨靠近的力量帶動。
· 頭勿後仰，下巴微收。
· 不要把球壓在胸口下，以免產生壓迫造成不適。

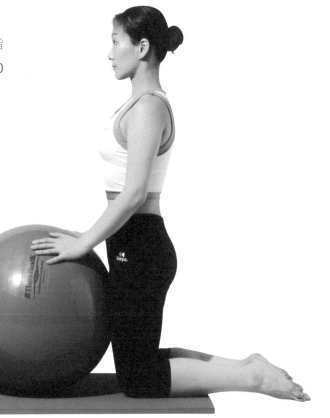

❶

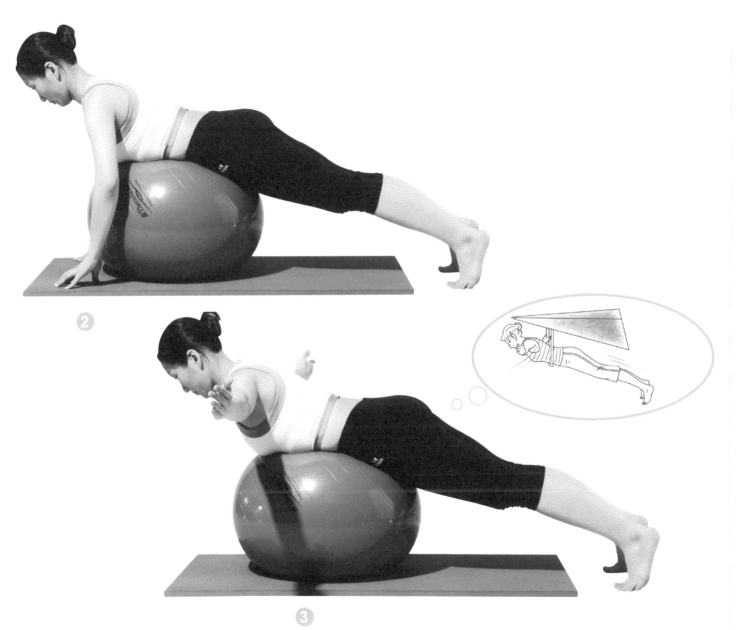

強化上背部及臂
部肌力

安定肩帶及骨盆

加強頸部深層控
制力

增進平衡感

■運動難度■

初級　中級　高級

■次　　數■

❻～❿次。

■想　　像■

想像身體如同在使用
滑翔翼飛翔一般，腹
部有力量向上支撐，
雙手如翅膀般揚起。

❷

❸

■ 功　　效 ■

強化核心控制

增強背部及腿後的
肌力

提昇平衡感

增加個別脊椎關
節之間的活動度

■ 運 動 難 度 ■

初級　中級　高級

■ 次　　數 ■

④次。

■ 警　　告 ■

此動作不太容易，初
學者請務必先練習第
92 頁運動。

球上橋式動作 Bridge on the Ball

基本橋式動作

(步　驟)

1. 預備姿勢：仰臥躺著，雙腿併攏，將小腿肚置於球上；
手心朝上，肩頸放鬆，肚臍內縮，臀部夾緊，身體與球

穩定平衡。[圖 ❶]

2. 吸氣，吐氣同時肚臍再向脊椎方向內縮，保持穩定，然
後藉由核心帶動，將脊椎一節一節捲離地面，直到力量
停在肩膀上。[圖 ❷]

3. 吸口氣，吐氣同時再讓肩膀、胸椎、腰椎、骨盆、尾椎
依序回到地面。

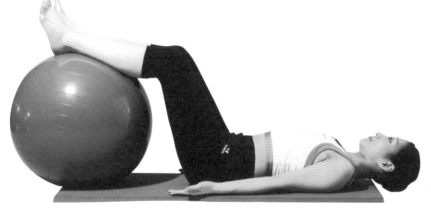

❶

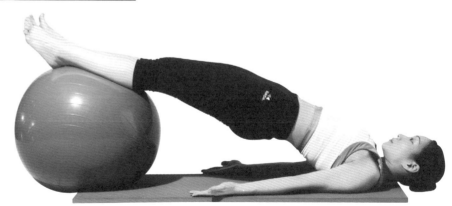

❷

進階橋式動作

（步　驟）

1. 預備姿勢：同上，只是改以腳板置於球上。[圖 ❶]

2. 吸氣，吐氣同時肚臍再向脊椎方向內縮，保持穩定，然後藉由核心帶動，將脊椎一節一節捲離地面，直到力量停在肩膀上。然後，雙手離地，抬向頭頂。[圖 ❷]

3. 吸氣，吐氣同時讓肩膀、胸椎、腰椎、骨盆、尾椎依序回到地面。

（如果想要降低動作難度，可以做基本橋式動作搭配雙手抬離地面。）

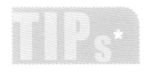

- 同第 92 頁運動，但難度更高，需維持球與身體的平衡。
- 抗力球的使用，會增加對核心控制的挑戰，注意勿使用其他部位用力，將注意力集中在核心部份。
- 抗力球對平衡能力的要求較高，施行球類動作請小心安全。
- 保持呼吸勿憋氣。

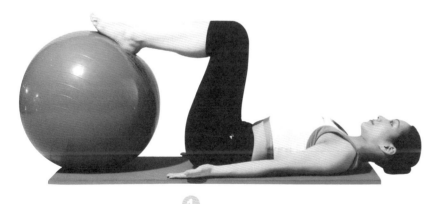

❶

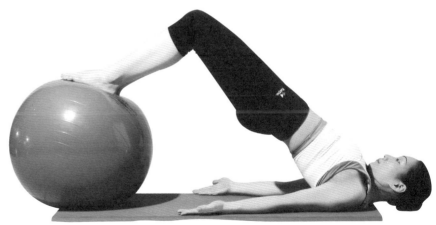

❷

球上骨盆旋轉操 Pelvic Twist and Lift

步　驟

1. 預備姿勢：跪於球前方，雙手抱球，[圖 ❶]

2. 用雙手向前走，直到臀部位於球上方，雙腿伸直離地，
   全身呈一直線正中排列且與地面平行。[圖 ❷]

3. 吸氣，吐氣時肚臍內縮，以雙手支撐地面，肩膀以下向
   左邊扭轉，以腹部正對左側，同時左腿抬起。[圖 ❸]

4. 吸氣，吐氣時回到步驟 2. 位置。換邊，重複以上動作。

5. 休息一下，再以雙手向後走，讓腳尖、膝蓋回到地面，
   恢復預備姿勢。

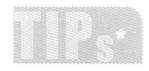

TIPs*

· 保持身體中線對稱性排列，將注意力集中於核心。
· 全身肌肉都要保持些微收縮，才能在球上維持平衡。
· 如果要降低難度，可先由小幅度的扭轉開始。
· 保持手肘不鎖死，以肩胛骨力量貫穿到地板。
· 雙眼平視正下方地板，勿仰頭。

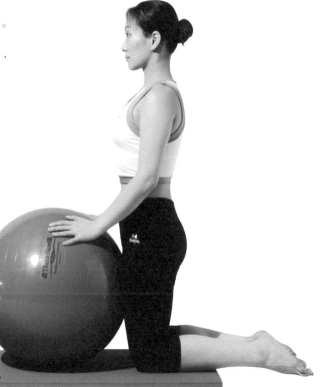

❶

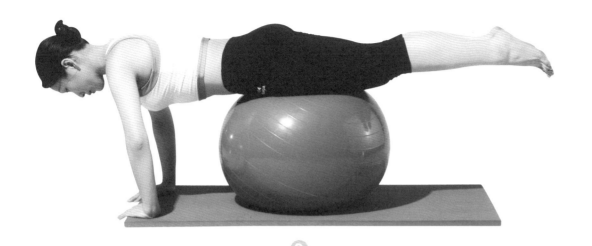

②

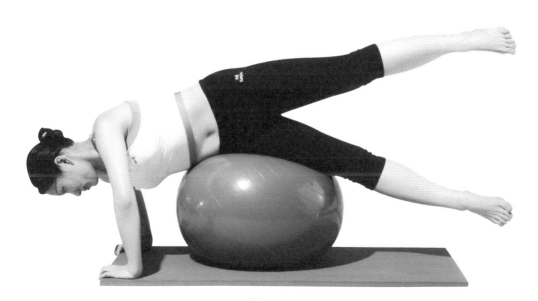

③

■ 功　　效 ■

增強核心控制

加強腹部及上下肢
肌力

安定肩帶及骨盆

增進平衡感及協調
能力

■ 運 動 難 度 ■

初級　中級　高級

■ 警　　告 ■

此為高難度動作，不
建議初學者學習。

■ 想　　像 ■

想像有股力量幫你支
撐骨盆，使身體的排
列始終維持在正中位
置。

117

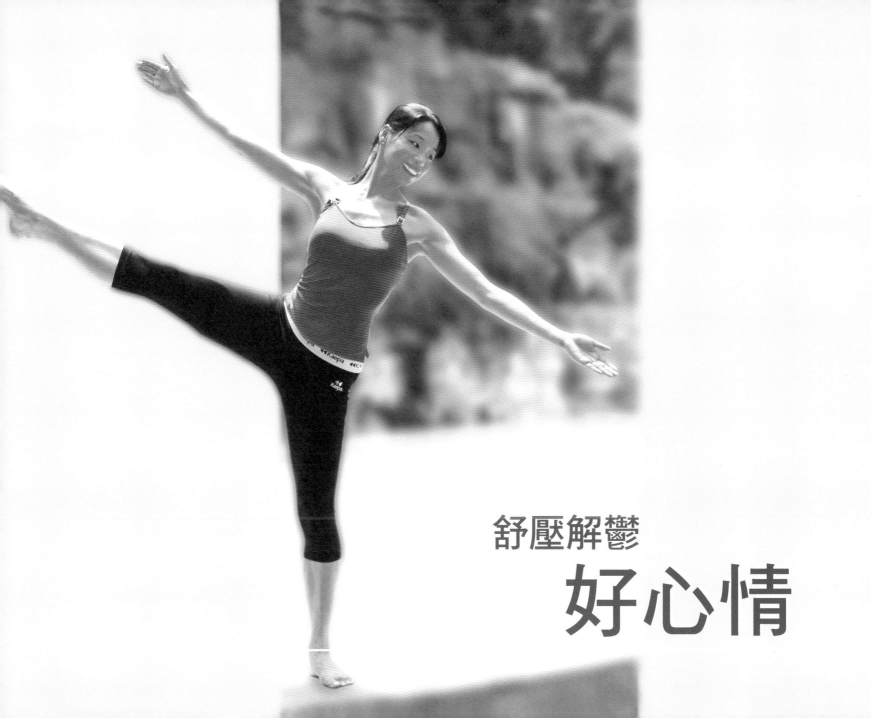

舒壓解鬱
好心情

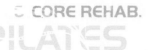
為壓力

■ 壓力帶來的身心病

現代人無論工作、生活壓力都很大,加上姿勢不良、不愛活動,長期下來身心都會感到不適。壓力所引發的症狀很多,在生理方面,最常見的是肩頸僵硬、疼痛或酸痛,也有許多人會腰酸背痛、肌肉緊繃;此外,頭痛、暈眩、太陽穴有壓迫感,心悸、胸悶、呼吸不順,胃痛、胃潰瘍、大腸激躁症(便秘或拉肚子)、視力模糊、耳鳴,以及免疫力下降等也都是。

在心理方面,壓力造成的問題也不小,疲勞倦怠只是小意思,糟糕的是日久形成的憂鬱、焦躁、失眠與缺乏自信。因此,一定要讓壓力找到出口,若沒有的話,不僅身體會疼痛、肌肉會緊繃,躁鬱症等精神方面的疾病也會來找麻煩,如此身、心互相影響,會比單純的疾病更讓人痛苦。

■ 彼拉提斯如何改善壓力

彼拉提斯的運動過程要求專心一致,學員只能專注在肢體控制上,自然無法再想其他生活上惱人的瑣事;而且,彼拉提斯強調的呼吸訓練,是採鼻子吸氣、嘴巴吐氣,所以在團體課程中會聽到很規律宛如海浪般的呼吸聲,令人心情放鬆,對於紓解壓力有極大好處(個人練習時以呼吸加上柔和的背景音樂,也有相同效果)。如此透過意識集中,讓身體緩慢平和地流暢活動,可以幫助達到身、心、靈的平衡,不但能夠紓解壓力,對於抗壓力的增強更具功效。

以下,就為有肩頸酸痛、壓力、失眠等困擾的朋友們,列出有效的地墊運動。這些彼拉提斯運動重點,在於伸展頸部、肩膀、上背與下肢,讓你的肌肉能夠得到放鬆。只要你能掌握前述「基本訓練」的呼吸、核心控制和維持脊椎適中位置三大重點,按部就班、循序漸進落實運動計畫,一定能甩掉壓力、消除疲勞,恢復健康有活力的自己。

醫師小叮嚀

核心是穩定脊椎的基礎,有如人體的天然鐵衣,每次做動作時,要適當地支撐好腰椎骨盆,動作中不該動的部位穩定好不動,去活動開應該活動的關節,那就會是一個安全又有效的訓練。

肩頸上背痛的困擾

除了 PART3 提及的下背痛外，肩頸上背痛也是許多現代人的困擾，其病因大部分是肌筋膜疼痛症候群。為什麼身體會出現這種症候群呢？有以下幾個原因：

·長期工作與姿勢不良

上班族或長期姿勢不良的人，特別容易肩頸酸痛，尤其是長期坐著或用手在小範圍工作的人，如電腦族或生產線工人。上半身肌肉重複使用，會造成肌肉累積性的使用過度，或讓微小的肌肉長期受損，這就是累積性損傷症候群。如此久而久之，肌肉會漸漸緊繃，血液循環也會越來越差，之後就會變成肌肉疼痛。

·壓力

肩頸上背痛與壓力也息息相關，因為壓力同樣會使肌肉緊繃、血液循環越來越差，造成肌肉、肌筋膜疼痛，從而形成肩頸上背痛。

·睡眠品質不佳

肩頸上背痛與睡眠品質也很有關係，因為肌肉、肌筋膜在工作一天後，必須利用睡眠時間從事休息、修補工作；而良好的睡眠，可以幫助肌肉把不要的代謝物都丟掉，這樣隔一天早上起床，肌肉就可以在最佳狀態下工作。但是，如果睡眠品質不良，肌肉就沒有保養的機會，這樣長期下來，就會出現疼痛狀況。

值得注意的是，無論是哪種原因形成，肩頸上背痛都不能輕忽。因為隨著肌肉緊繃、血液循環越來越差，肌肉、肌筋膜疼痛就會越來越厲害，酸麻感也慢慢擴散，嚴重時疼痛點會有明顯的壓痛（例如膏肓穴部位的稜形肌常見疼痛），疼痛感朝肩部、手臂延伸，或往前造成胸悶，或延伸到頭部形成頭痛。而長期疼痛不去控制的後果，就是慢慢累積頸椎的負荷，造成日後發生椎間盤突出症或頸椎關節退化症的機會增高，因此若有長期肩頸上背痛困擾，請務必及早就醫，尋求醫療建議並安排運動計畫。

的運動計畫

鼻子畫 8 字形

步　驟

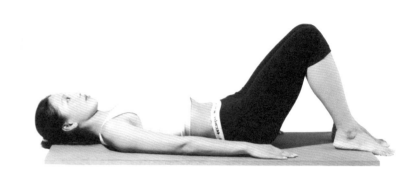

1. 預備姿勢：仰臥平躺，雙腳屈膝踩地，雙手伸直平放於身體兩側，讓肚臍向脊椎方向下沉，提肛，骨盆底到頭頂延伸拉長，下巴內收放鬆。[圖　]

2. 以鼻子畫 8 字形，先從左上、左下再右上、右下畫橫 8 字。[圖　]

3. 換邊，從右上、右下再左上、左下畫橫 8 字。

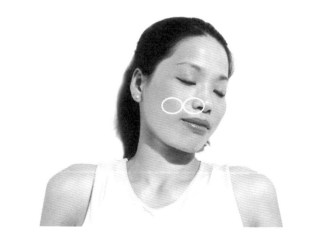

■ 功　　效 ■

訓練頸部肌力與協調

舒緩肩頸壓力

消除肩頸疲勞

■ 運 動 難 度 ■

初級　中級　高級

■ 次　　數 ■

每邊10次。

■ 想　　像 ■

想像在天花板上畫橫8字。

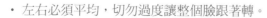

- 左右必須平均，切勿過度讓整個臉跟著轉。
- 可於頭下墊一本書或小毛巾。
- 如果能閉上眼睛做，可以幫助做得更好。

手指畫圈

步　驟

1. 預備姿勢：坐於椅上，耳朵、肩膀與外側骨盆三點落在
   同一條線上。[圖　]

2. 右手平舉在側，用力伸直，五指張開，從大拇指、食指、
   中指、無名指到小拇指，依序每個手指畫圈5次。[
   圖　]

3. 右手腕上壓後再下壓，做5次。[圖　/　]

4. 換手，重複以上動作。

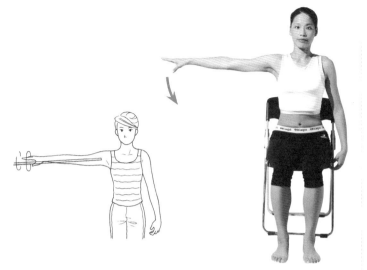

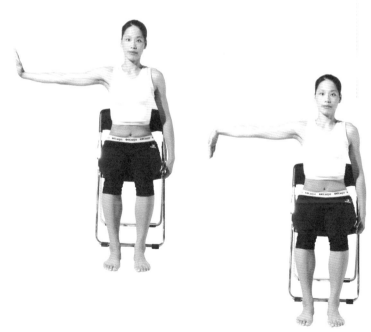

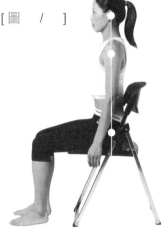

- 除了椅子，亦可坐於抗力球上做此動作，來訓練身
  體的平衡與協調。
- 左右肩膀要一樣高，切記單手平舉時，不可連帶將
  單邊肩膀抬高。
- 手指在畫圈時，身體盡量向上延伸，感覺頭頂要去
  碰天花板一般。

■ 功　　效 ■

強化手指與手腕的
力量與靈活度

減緩手指與手腕的
緊繃僵硬

■ 運 動 難 度 ■

初級　中級　高級

■ 次　　數 ■

雙手兩種動作各5
次。

■ 想　　像 ■

想像手指像魔女棒一
樣畫圈。

肩部伸展訓練

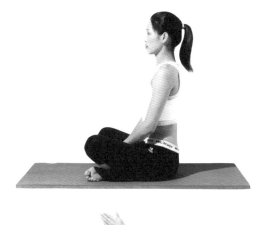

步　驟

1. 預備姿勢：盤腿而坐，耳朵、肩部、臀部三點連成一直線。
   [圖　　]

2. 吸氣，雙手上舉呈 V 字型。此時不要舉起肩部，並讓耳
   朵與肩膀距離拉遠。[圖　　]

3. 吐氣，肚臍內縮，同時肩膀下沉，雙手向下拉並置於身
   體兩側，回復預備姿勢。[圖　　]

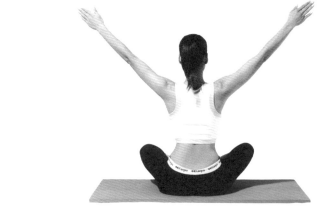

- 先將肚子內收後向上提高，再加手的動作。
- 雙手向下拉時勿駝背，身體持續保持向上延伸三點
  同一直線。

醫師小叮嚀

　　把這種肩膀（肩胛骨）下沉的感覺，深刻在腦子
裡。尤其是有肩部不適的患者，可在日常生活中做舉
肩的動作之前，先有「肩膀下沉」加上「手肘放鬆」
的意念，可保護肩膀。

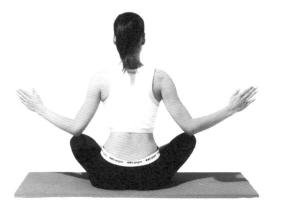

▇功　　效▇

加強肩帶穩定力
量

強化肩帶及下斜
方肌肌力

改善肩部肌肉無
力

舒緩肩、背緊繃

▇運動難度▇

初級　中級　高級

▇次　　數▇

10次。

▇想　　像▇

想像上背部有對翅
膀，上下舞動。

124

頸部伸展

步　驟

1. 預備姿勢：坐於墊上，雙手置於身體兩側扶地。[圖　]

2. 吸氣，雙手沿著地板向前移動，頸部同時向上延伸。[圖　]

3. 吐氣，雙手移置後方 [圖　]；之後再吸氣，吐氣同時讓頸部向右旋轉。

4. 吸氣，保持姿勢靜止不動；然後吐氣，同時將頸部轉回中間位置。

5. 吸氣，吐氣同時讓頸部向左旋轉。

6. 吸氣，保持姿勢靜止不動；然後吐氣，同時將頸部轉回中間位置。

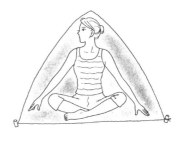

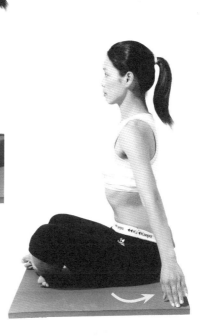

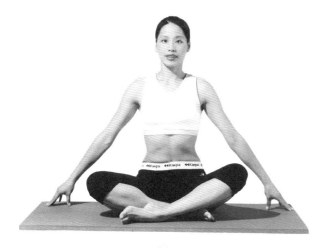

・頭、右手掌、左手掌三點必須拉出一直線。

■ 功　　效 ■

伸展頸部、前胸與後背

舒緩肩頸緊繃與緊張

訓練出上半身的美好姿勢

■ 運動難度 ■

初級　中級　高級

■ 次　　數 ■

6 次。

■ 想　　像 ■

想像自己像一個挺立的帳棚，佇立在森林中。

125

捲下

■ 功　效 ■

訓練脊椎的靈活
度、伸展脊椎

並舒解背部、臀
部與腿部的緊繃

■ 運動難度 ■

初級　中級　高級

■ 次　數 ■

6 次。

■ 想　像 ■

想像脊椎為一排鈕
扣，每一節脊椎都是
一顆鈕扣，扣完一個
扣子，再扣下一個，
如此一個一個向上
扣，再一個一個解開
鈕扣。

【步　驟】

1. 預備姿勢：站立，耳朵、肩部、臀部與腳踝四點落在同
   一條線上，同時從腳到頭上下延伸。[圖　]

2. 吸氣，身體盡量向上延伸；然後吐氣，低下頭來，伸展
   頸椎，再向下移動，從頸椎、胸椎、腰椎，由上往下，
   一節節捲曲身子[圖　]。此時膝蓋不要鎖死、膝蓋微

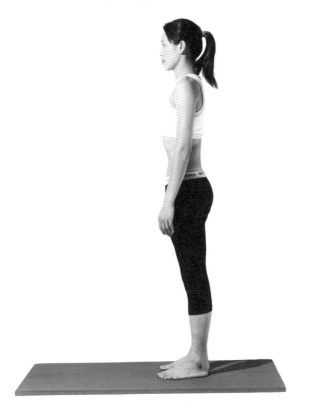

彎（不要伸太直）放輕鬆，臀部不可後傾，重心落在腳
掌而非腳跟上。

3. 當身體完整向下後，再一節一節往上捲起，回復預備姿
   勢。

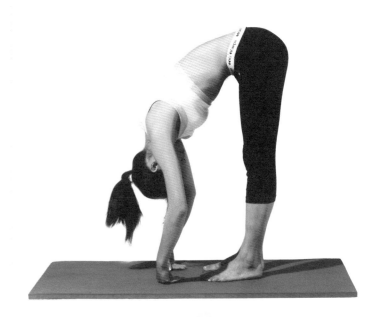

・動作過程中可和緩地深呼吸（吸完了便可吐氣），
　吐氣時切記肚臍內收。

上臂訓練

步　驟

1. 預備姿勢：仰臥平躺，雙腳屈膝與骨盤同寬，雙手抬高置於胸部上方；下巴內收，上背放鬆，將身體重量落在地板上；臀部放鬆，骨盆平整置於地面，收緊骨盆底，延展脊椎。[圖　　]

2. 吸氣，吐氣時將肚臍內縮、肋骨內收，雙手打開置於身體兩側。[圖　　]

3. 吸氣，雙手帶回預備姿勢；吐氣時再打開雙手置於身體兩側。

- 不可硬將脊椎壓迫到地上。
- 雙手置於胸部正上方，不可置於臉部上方，因為這樣會使肩部緊張。

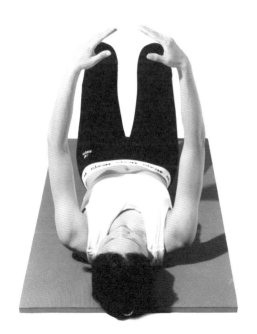
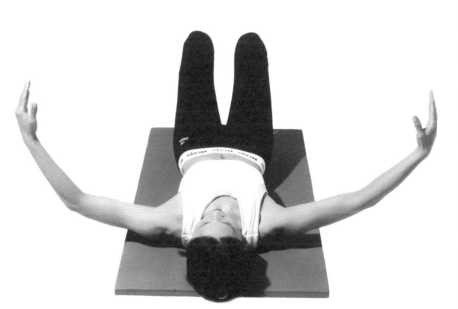

■ 功　　效 ■

強化背部及手臂肌力，以及肌力的平衡

減少身體酸痛產生

■ 運 動 難 度 ■

初級　中級　高級

■ 次　　數 ■

10次。

■ 想　　像 ■

想像躺在水上的雙手宛如貝殼般，打開、合起來。

橋式變化動作

步　驟

1. 預備姿勢：仰臥平躺，雙腳屈膝與骨盤同寬；肩膀放鬆，
   雙手置於臀部兩側，掌心朝下，讓雙手向腳跟方向延伸。
   [圖　　]

2. 吸氣，吐氣同時肚臍內縮，讓尾椎、腰椎、胸椎依序由
   下向上一節節捲起。[圖　　]

3. 吸氣，雙手抬高向後放，下巴內收、頸部放鬆 [圖　　]
   再把雙手放回地板。

4. 吐氣，慢慢將身體由上往下捲 [圖　　]，雙手帶回臀部
   兩側，回復預備姿勢。

- 身體捲起時，雙腳必須穩定平置於地面，但腳趾頭
  要放鬆。
- 核心肌群收縮好，再將身體由上到下捲回來。

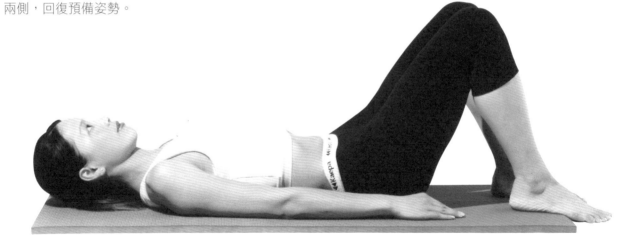

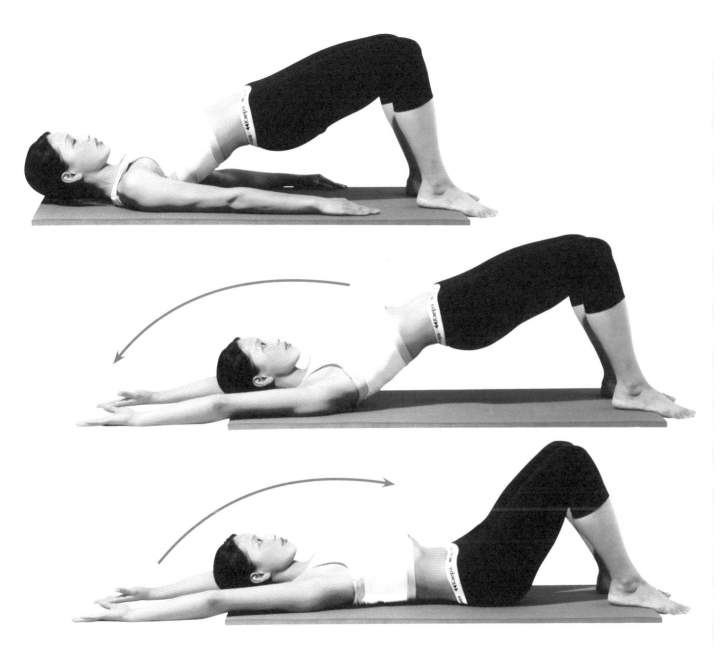

放鬆並伸展脊椎、
緩和脊椎的緊繃

鍛鍊腹部肌群，有
效雕塑臀部與腿部
曲線

■ 運 動 難 度 ■

初級　中級　高級

■ 次　　數 ■

10次。

■ 想　　像 ■

想像大腿內側夾了網
球，以及雙膝向斜上
方延展。

129

時鐘按摩操

步　驟

1. 預備姿勢：仰臥平躺，讓脊椎完全伸展再延伸拉長，雙腳彎曲抬起置於胸前且放鬆，雙手則輕放於膝蓋下方（不可用力）。[圖　]

2. 吸氣，吐氣時讓肚臍往脊椎方向內收，保持核心穩定，再輕輕用手帶著膝蓋，以順時鐘方向畫圓。[圖　]

3. 重複以上動作，但改為逆時鐘方向。

- 雖然看起來好像是手扶著膝蓋在畫圓，但其實這股力量帶動腰部畫圓才是重點。如果能專注於腰部訓練，會有良好的按摩效果。
- 此動作必須小心、緩慢，注意控制圓圈的大小，腰部畫的圓要比膝蓋小。

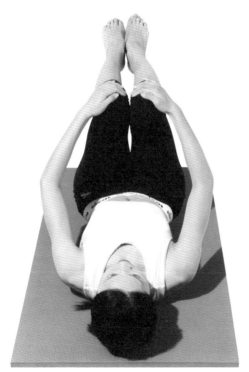
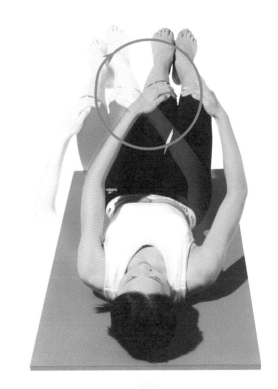

■功　　效■

訓練腹部穩定

按摩腰部及薦骨

舒緩腰與臀之僵硬、緊繃

■運動難度■

初級　中級　高級

■次　　數■

順、逆時鐘方向各做10次。

■次　　數■

想像腰部有個氣墊，按摩著下背部（腰部）。

超強伸展操

步驟

1. 預備姿勢：跪姿，四肢著地，雙手置於肩膀下，膝蓋跪於臀部下，臀部到頭頂伸直延伸，頭部勿垂下、保持延展。[圖　]

2. 吸氣，吐氣時將臀部往後移置於小腿上，雙手向前延伸拉長[圖　]，保持此姿勢2分鐘，或直到自認背部完全放鬆，即可回復預備姿勢。

· 膝蓋有問題的人，請把臀部抬高，勿將臀部置於小腿上。

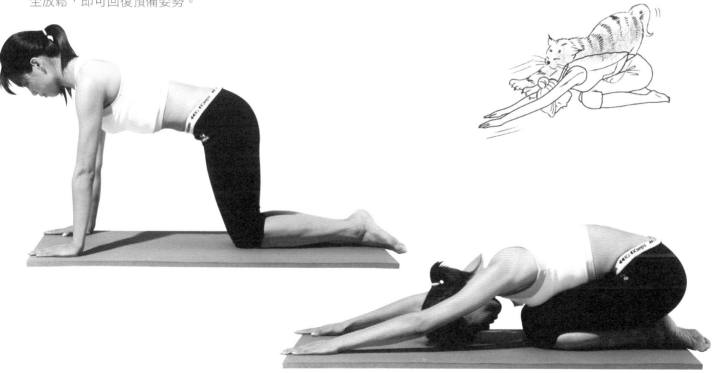

■ 功　　效 ■

解除運動或工作後的肌肉疲勞與緊繃

■ 運動難度 ■

初級　中級　高級

■ 次　　數 ■

可重複2次，重點是每次必須維持姿勢2～5分鐘。

■ 想　　像 ■

想像自己如同貓咪一般伸展身體。

背部放鬆操

步　驟

1. 預備姿勢：身體朝左側躺，雙腳屈膝，雙手伸展置於胸前。[圖　　]

2. 吸氣，右手向前抬起，往頭部輕輕劃過到右側時，吐氣，且頭跟著手旋轉 [圖　　]；再由右側沿著地板向下伸展至臀部，再由臀部位置還原右手伸直置於胸前。[圖　　]

3. 吸氣，重複步驟 2，右邊做 4 次。

4. 換邊，重複以上動作。

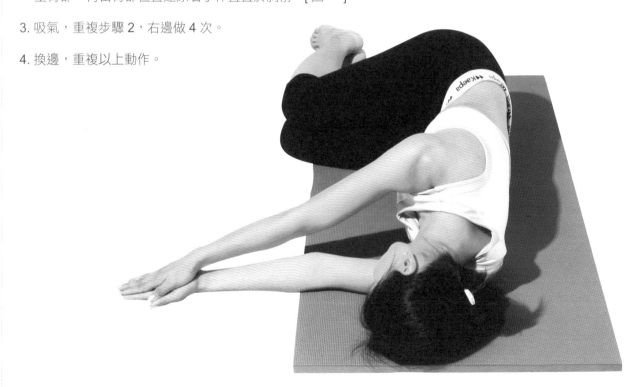

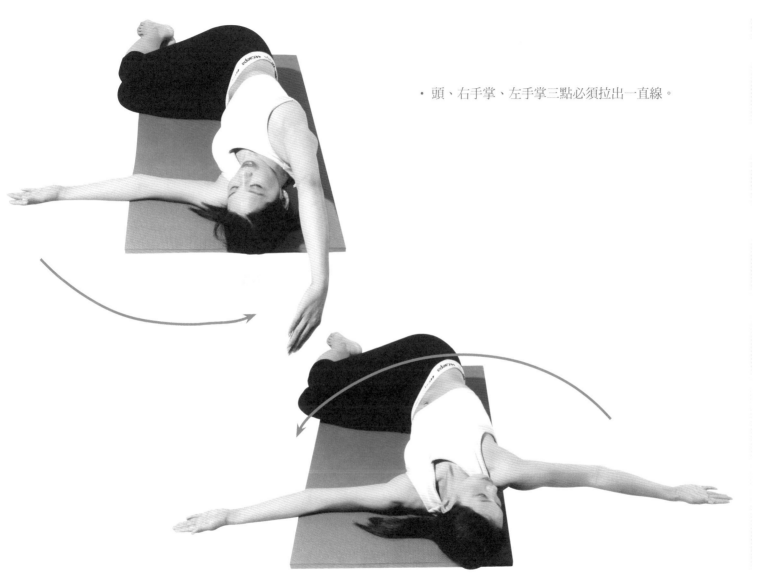

・頭、右手掌、左手掌三點必須拉出一直線。

■ 功　　效 ■

伸展背部並提昇肩、背關節活動度

減少身體酸痛產生

■ 運 動 難 度 ■

初級　中級　高級

■ 次　　數 ■

每邊做 4 次再換邊，共 8 次。

■ 想　　像 ■

想像用手帶著您的內心繞著地球環遊全世界。

133

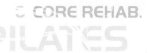

CORE REHAB.
PILATES

站姿側邊伸展

步　驟

1. 預備姿勢：站立，右手扶住椅子，雙腳與椅子保持一大步距離，肩膀下壓，放鬆上半身。[圖　　]

2. 吸氣，吐氣時抬起左手遠離椅子，畫一個大圈 [圖　　]；當左手高於頭部的同時，頭轉向右邊盯著右手 [圖　　]，然後回復預備姿勢。

3. 換邊，重複以上動作。

- 椅子必須安全平穩，重量不宜過輕，以防跌倒。
- 腹部別忘了內收上提。骨盆平面與前方平行面平行，不要旋轉骨盆，上半身放鬆。

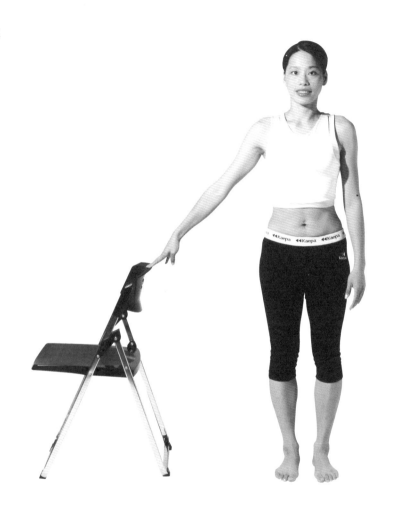

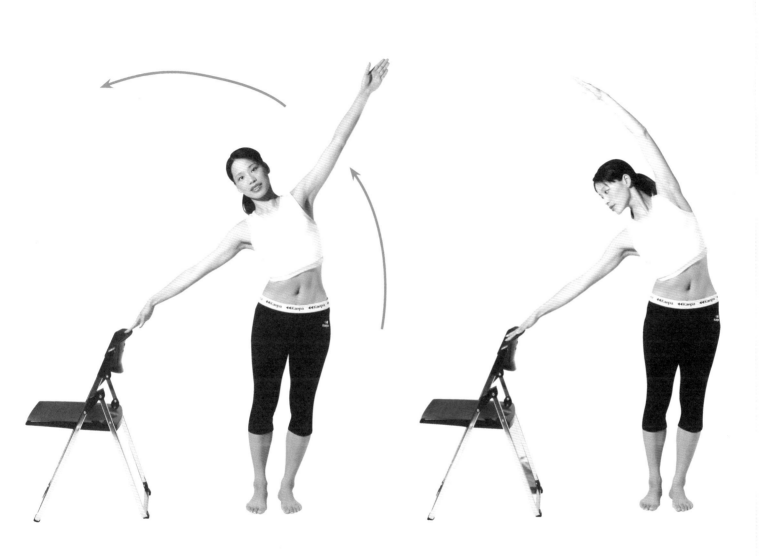

■ 功　　效 ■

伸展側腰，增加腰
部柔軟

使下背、上背、腰
部肌肉放鬆

紓解肌肉緊繃感

■ 運 動 難 度 ■

初級　中級　高級

■ 次　　數 ■

每邊10次。

■ 想　　像 ■

想像腳踩著線，將線
拉到最遠處。

135

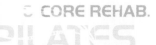
聳肩加啞鈴

步　驟

1. 預備姿勢：坐於椅上（或抗力球上），雙腳與骨盆同寬，腳掌平穩踏地，不要駝背，肚臍始終保持內縮，背部打直，頸部與肩膀放鬆，注意身體中心線。[圖　]

2. 吸氣，肩膀上抬 [圖　]；然後吐氣，讓肩膀下壓 [圖　]，並將雙手移置後方 [圖　]；打開胸口，感覺胸骨更加提起。

- 肩膀下壓時不要駝背。
- 一開始先不使用啞鈴，待做過 2、3 次動作後再加啞鈴。
- 請使用大約重 2 磅（1 公斤）的啞鈴；如果沒有啞鈴，可用裝水的 600 cc 礦泉水瓶替代。
- 最好面對鏡子做，如此能幫助你做得更正確。

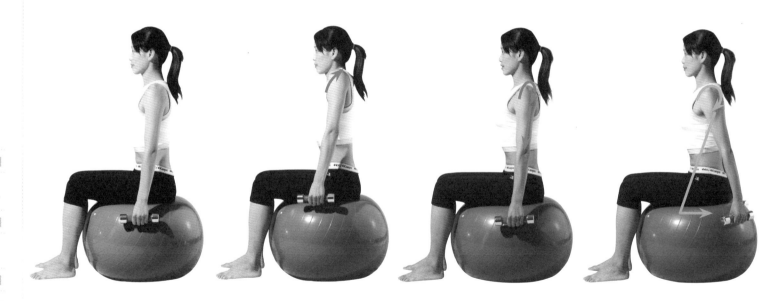

坐姿側面伸展

1. 預備姿勢：坐在椅子側面，保持脊椎延伸的姿態。左手輕扶椅背，右手扶往腦後。[圖　　]

2. 吸氣，吐氣時將頭轉到左邊，右邊手肘先往天花板方向拉 [圖　　]，再慢慢向下彎曲，胸口必須打開，保持手肘不掉下，感覺由腿部到身體側面延伸伸展 [圖　　]；

然後吸氣，吐氣，讓身體回到預備位置。

3. 換邊，重複以上動作。

・頭部和手的伸展都必須非常緩和流暢，別讓手肘失去控制掉下來。

・動作從頭到尾都要保持身體前後不傾斜，不旋轉。

■ 功　　效 ■

伸展頸部、手部、腰部及肩胛骨

消除頸、手、腰側面疲勞

■ 運 動 難 度 ■

初級　中級　高級

■ 次　　數 ■

每邊10次。

■ 想　　像 ■

想像身體前、後有兩塊木板，將當你做動作時身體也不會碰到這兩片木板。

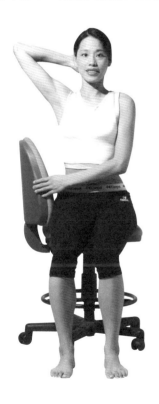
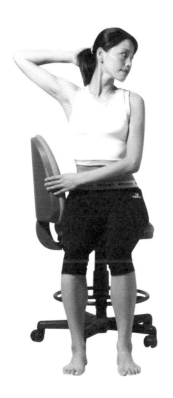
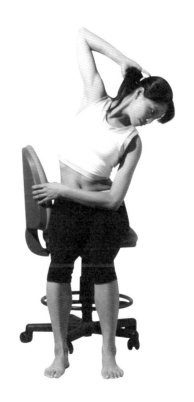

137

上背肩胛伸展

步　驟

1. 預備姿勢：坐於椅上（或抗力球上），雙手彎曲置於腰部兩側，掌心朝下，保持上手臂緊靠兩側身體。[圖　]

2. 吸氣，慢慢將手打開，打開到最開，仍保持上臂緊靠身體兩側 [圖　]；然後吐氣，讓上臂像翅膀般張開，離開身體，兩手似乎更往身體的後方走，到最緊時，夾緊肩胛骨，注意不可聳肩。[圖　]

3. 吐氣，雙手交叉抱住自己，低頭，肚臍內收 [圖　]，回復預備姿勢。

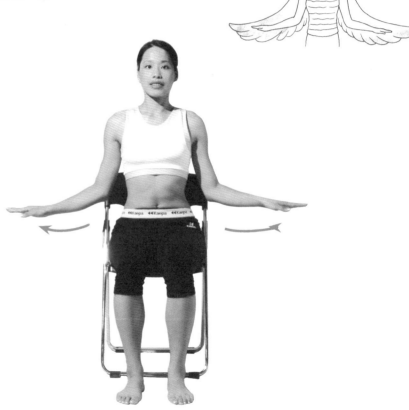

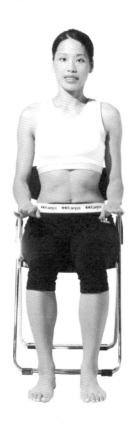

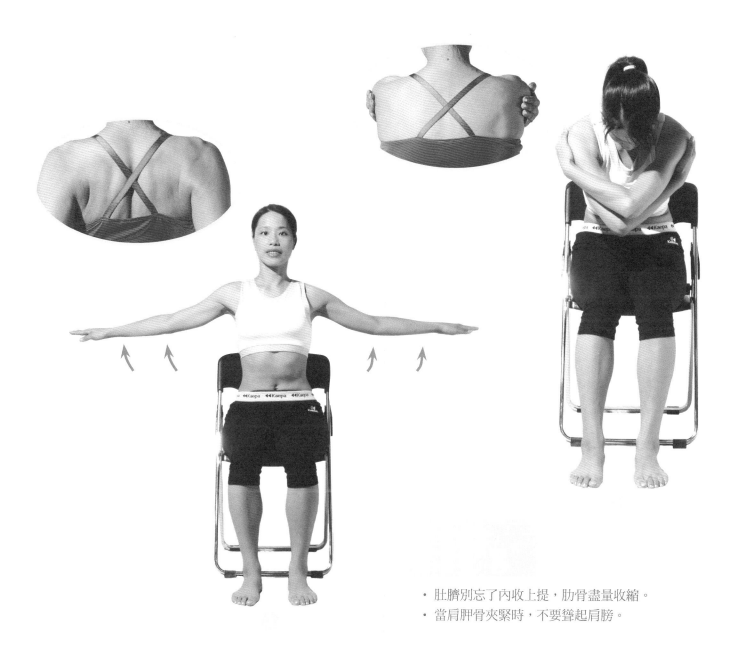

■功　　效■

放鬆肩胛骨內側肌
肉緊繃

放鬆肩與背之肌肉
緊繃

緩解膏肓酸痛

鍛鍊背部肌群，預
防駝背

■運動難度■

初級　中級　高級

■次　　數■

10次。

■想　　像■

想像自己有一對天鵝
翅膀，吸氣時猶如展
開天鵝翅膀。

· 肚臍別忘了內收上提，肋骨盡量收縮。
· 當肩胛骨夾緊時，不要聳起肩膀。

脊椎放鬆操

步　驟

1. 預備姿勢：仰臥平躺，雙腳屈膝與骨盤同寬；雙手指向天花板，掌心朝前；骨盆底與頭頂延伸拉長，下巴內收，頸部放鬆。[圖　]

2. 吸氣，吐氣同時雙手一上一下打開，讓右手伸直置於耳朵邊、掌心朝上，左手伸.直置於左大腿旁、掌心朝下 [圖　]。再吸氣，將雙手貼著地面移動至右左兩側呈一字型。[圖　]

3. 吐氣時旋轉手臂，讓原本掌心朝上的右手心轉朝地面，左手心改朝天花板。[圖　]

4. 吸氣，將左手伸直置於耳朵邊、掌心朝上，右手伸直置於右大腿旁、掌心朝下 [圖　]。再還原。

5. 吐氣，雙手一上一下移，回復預備姿勢。

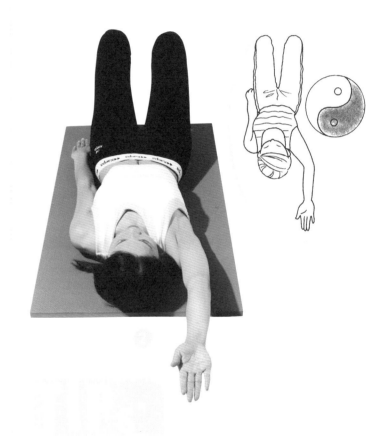

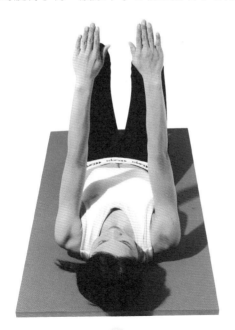

· 吐氣時肚臍內縮，肚子將會下沉，肋骨收縮更可幫助上背的放鬆。

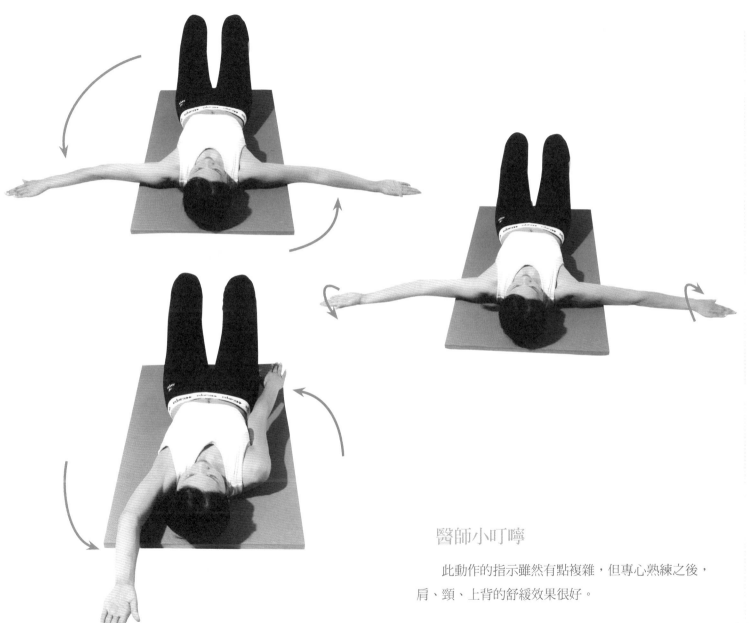

■ 功　　效 ■

放鬆肩、頸、肩胛
骨旁緊繃的肌肉

改善肩頸緊繃的酸
痛

■ 運 動 難 度 ■

初級　中級　高級

■ 次　　數 ■

雙手兩種動作各 5
次。

■ 想　　像 ■

想像雙手滑動如同太
極畫形一般。（畫個
太極圖形）

醫師小叮嚀

　此動作的指示雖然有點複雜，但專心熟練之後，
肩、頸、上背的舒緩效果很好。

胸椎旋轉

步　驟

1. 預備姿勢：坐於墊上，雙手交叉於胸前，眼睛注視雙手交疊處。[圖　]

2. 吸氣，吐氣同時身體向右旋轉，至轉不動為止，維持此姿勢 3 秒鐘。[圖　]

3. 吸氣，身體緩和地轉回中央；然後吐氣，身體向左旋轉至轉不動為止，同樣維持此姿勢 3 秒鐘。[圖　]

4. 左右各做 4 次後，最後一次做加強伸展的動作。即身體轉到右側極限時，吸氣，用右手握住左手手肘；然後吐氣，將手肘壓向左側，感覺右側肩胛骨被伸展 [圖　]。之後身體轉回中央，換邊，重複手肘動作。[圖　]

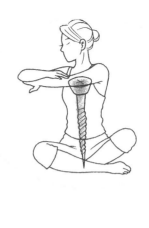

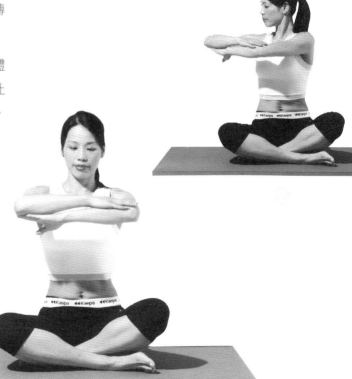

· 眼睛注視雙手交疊處，骨盆朝前，注意此時骨盆不可移動，如有旋轉到骨盆，必須將上身旋轉的角度變小，骨盆仍要保持朝前。

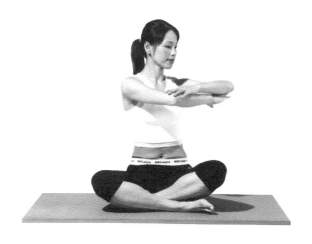

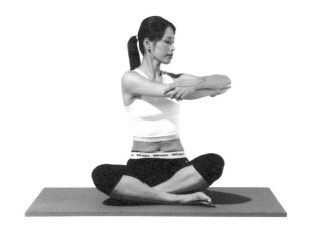

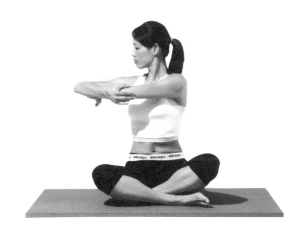

■ 功　　效 ■

活絡脊椎

增加胸椎的活動度

緩和上背部與下背部的緊繃感

■ 運動難度 ■

初級　中級　高級

■ 次　　數 ■

左右各做 5 次。

■ 想　　像 ■

想像自己像螺絲一般旋轉。

醫師小叮嚀

　　胸椎的活動比頸椎、腰椎小很多，尤其在現在的坐式社會中，人們更是常忘了活動它。正確地做這個動作會有意想不到的效果喔！

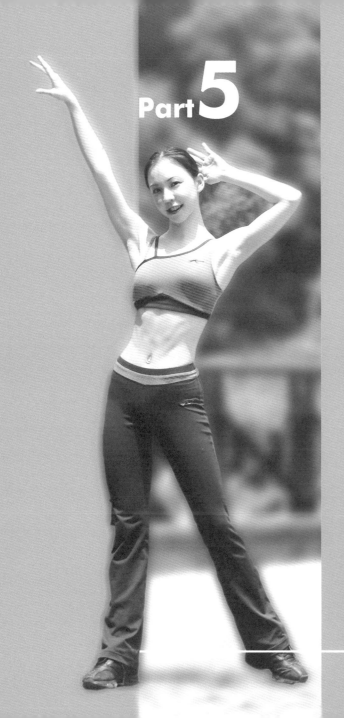

隨時隨地
動一動

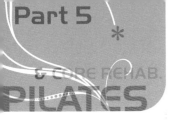

改變**錯誤姿勢**

維持正確姿態是很重要的,因為這樣不但可以減少腰酸背痛的困擾,更是預防背痛復發、避免脊椎退化長骨刺的根本要素。況且,錯誤的姿勢,也容易造成肌肉拉傷,使運動效果大打折扣;習於彎腰駝背的人,看起來不但身材較差,精神狀況也差。因此,要徹底甩掉背痛與壓力困擾,並讓自己看起來身輕體健好元氣,一定要改變錯誤姿勢,建立正確的生活習慣。

坐姿

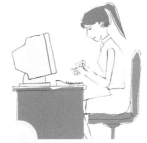

· 不要坐低軟或過高的座椅,也不要坐在離工作點太遠的椅子上,以防上身前傾或背部拱起;特別是坐沙發時,別整個身體癱在椅子上。

· 坐椅子時,不要彎腰駝背、低頭垂肩。

· 椅子的高度適中,讓膝蓋不過份彎曲,且雙腳能平踩地面。

· 坐姿端正,保持脊椎、骨盆在舒適位置,盡量將腰、背貼緊

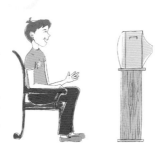

椅背坐穩;必要時,可在腰部放置靠墊或是成捲的浴巾,以維持腰椎弧度、保護腰背部。

打電腦或 K 書

· 避免長時間打電腦,或低頭、趴在桌面上看書寫字,應每隔 30~40 分鐘站起來活動一下。

· 頭部、頸部不要過度後仰或前傾,勿聳肩。

· 電腦椅除需高度適中外,也最好有雙邊扶手,使手肘能得到舒適支撐;至於桌面鍵盤高度,也應與手肘支撐在扶手上的高度相近。

· 電腦螢幕應置於正前方,且眼睛平行注視的高度約在螢幕正中央,即整個螢幕位於雙眼向上、向下注視 5~10 度視角內。

· 頸部應保持順著脊椎方向一直線延伸,且保持雙肩等高、肩頸放鬆。

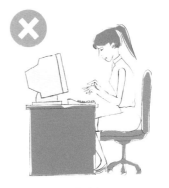

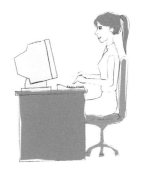

駕車

· 駕駛者要避免長時間彎腰開車。

· 調整汽車座椅前後位置，以符合自己身高需求，最好是保持膝蓋與臀部同高。必要時，可以靠墊或是成捲的浴巾支撐腰背。

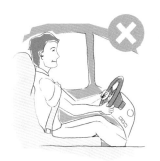

· 上半身坐直，兩隻手臂握住方向盤，腳踩穩踏板，可在停紅綠燈時活動一下脊椎骨盆，避免身體僵硬。

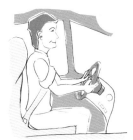

站立工作

· 切忌同一姿勢站立過久。

· 不可雙腿直立時彎腰，或是以不良姿態行走（良好的行走姿勢，請參考第 150 頁「走路減肥操」）。

· 避免穿著高跟鞋（或平底鞋）站立或行走過久。

· 長時間站立工作者如作業員等，可於工作時墊高一腳，不時換腳。

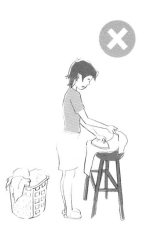

· 站立時應挺直，並保持脊椎自然彎曲。

· 穿著舒適低跟的鞋子，最好能有足夠的支撐力（例如氣墊鞋或運動鞋）。

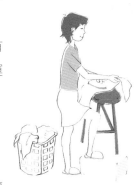

搬重物

· 切忌雙腿直立時彎腰，或是扭轉身體搬重物。

· 避免舉物高於胸部，否則很可能造成傷害。

· 應先打開雙腳，再屈膝蹲下，盡量讓物品靠近身體，然後以腿出力搬舉物品。

· 抬較重的物品時不要勉強，必要時應該找人幫忙。

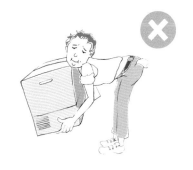
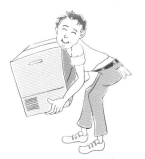

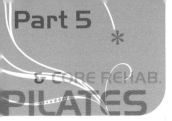

高處取物

· 用墊腳尖、身體前傾或側傾扭轉的姿勢取高處物品,很容易使人重心不穩,或因腰部負荷過大而造成受傷。

· 如果搆不到高處物品時,可在腳下墊個板凳或平穩的箱子。

· 注意腳部平穩,避免取物過程中失去平衡。

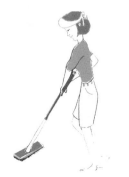

清潔打掃

· 切忌整個人蹲在地上彎腰擦地。

· 使用長柄打掃器具如掃把、拖把打掃。使用時,應調整雙手抓握柄的位置,使背部能盡量保持一直線,不過度彎曲;同時雙腳一前一後、膝蓋彎曲保持彈性,以腿力量帶動身體動作。

· 擦拭高處物品時,同前述「高處取物」原則。

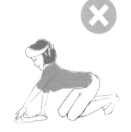

穿脫衣物

· 避免彎腰穿脫衣物,或是站立彎腰穿鞋子,因這樣會使背部過度伸張。

· 穿脫衣物時能不彎腰就盡量不彎腰,例如穿褲子時,可以將背部靠著牆壁來穿;如果非要彎曲身子,也請改為屈膝而非彎腰,保持骨盆在舒適位置,例如穿脫鞋子時,先讓腳彎曲靠近身體再穿脫。

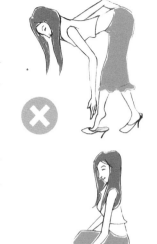

盥洗

· 儘管盥洗台檯面大多不高,刷牙洗臉時也不要習慣彎腰,否則很容易引發背痛。

· 盥洗時,臀部應稍微往上提,膝蓋彎曲,且背部挺直。

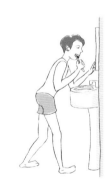
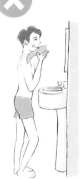

睡眠

· 不要躺臥在柔軟、中央下陷、無支撐力的床墊或褥子上；但也不要直接睡在地板或木板床上。

· 避免在沙發上或趴在桌上睡覺。

· 盡量避免趴著睡，因為這樣特別容易造成凹背或是背部扭傷；如果一時無法改變習慣，請不要使用枕頭，且經常變換姿勢。

· 起床時不要驟然起身，以防閃到腰。

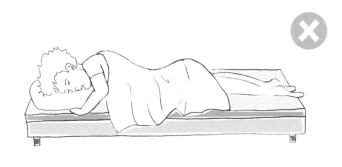

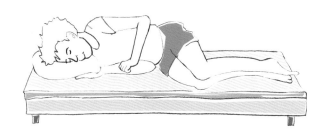

· 床墊有足夠支撐性最重要，如果躺下去覺得床墊可以服貼並支撐身體重量，從側面看床墊會順著脊椎的弧度支撐著，就是一張好床。

· 枕頭厚度不宜過高，並且要能支撐頸椎的弧度。

· 睡姿一般來說，以屈膝側睡（可在兩腿之間夾枕頭）或正躺仰睡（可在膝蓋下方墊枕頭）為佳。

· 起床時，應先將雙腳彎曲，然後側翻，再將雙腳垂出床緣，用手撐床坐起。

　　如果你擔心自己會忘掉如何維持以上正確姿勢，掌握一要點，「執行活動時，隨時保持背部挺直及微收小腹，維持脊椎有被支撐，活動時沒有疼痛。」

　　除此之外，經常變換姿勢，也可以舒緩脊椎壓力，避免腰酸背痛。像醫師多建議大家避免久坐、久站，且最好經常活動活動、做些柔軟操來伸展身體。特別是體重超重的人，一定要多活動；只要能控制體重，就能減少腰部負擔，並降低許多文明病的罹患機率。

　　以下所示範的運動，是以彼拉提斯的概念，代入簡單的核心運動或伸展運動。這些都是可以在日常生活中輕鬆進行的動作，不需使用任何裝備，只要你能隨時隨地落實這些超簡單的運動，即使工作、生活再忙碌，還是一樣能擁有不錯的強化身心效果。

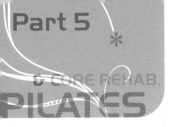

日常生活中的
超簡單運動

走路減肥操

　　走路是最好的有氧運動，而且它不像慢跑容易造成運動傷害。正確有效的走路，可以幫助燃燒脂肪、消耗熱量，還能改善心肺功能，維持身體正確優美的姿態，讓你不用上健身房也能擁有好身材。每天利用上下班或飯後時間多走走，輕輕鬆鬆就能減肥，而且，別怕走出蘿蔔腿，只要按照以下走法，不但雙腿越走越細，就連臀部都可以變得翹美美哦！

動　作

1. 預備姿勢：站姿，收腹，夾臀，抬頭挺胸，肩膀下壓放鬆；側看左耳（左肩）、左側臀、左側膝蓋、左側腳踝4 點呈一直線。[圖 ❶]

2. 走路時，眼睛平視前方，手肘約彎曲 90 度前後自然擺動。單腿跨走時，身體的中心線仍然沒變，肚臍持續內縮且向上提。腳步穩健，體重平均落在腳上，以腳跟先著地。[圖 ❷]

3. 換腿時，等重心換到另一腿上，後腿再收回，如此可幫助塑臀。

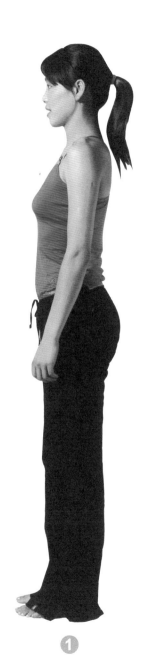

❶

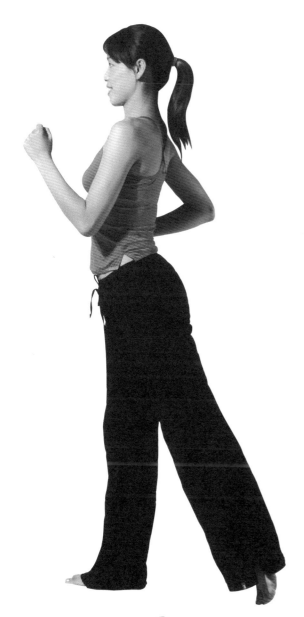

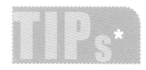

TIPs*

- 走路時深呼吸最好，可有效燃燒卡路里。
- 身體不可太過前傾或埋頭往前衝。

時間與應用

· 時間

　　把握任何時間盡量走路，如果能長時間做走路減肥操最好。每天約快走 30 分鐘，循序漸進，請按照自己體力及身體狀況調整時間長短與速度（一開始可 1 秒 1 步，待身體漸漸暖和可加快至 1 秒 3 步）。

· 應用

　　同樣的技巧，亦可應用於上下樓梯，只要做幾次下來，就可以感受到下半身的緊縮。不過，膝蓋不好的人應減少下樓梯，建議不妨上樓時爬樓梯、下樓時坐電梯。

■ 功　　效 ■

燃燒脂肪

改善心肺功能

維持身體正確姿態

讓線條體態優美

■ 想　　像 ■

維持身體的中心線，想像前面斜上方有條線拉著你的頭頂到腳底，使你下半身重量減輕，步履輕盈。

❷

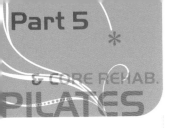

Part 5

等車塑身操

等車好無聊哦！何不利用這點零碎時間鍛鍊身體，讓自己變得更有曲線？只要輕輕鬆鬆地扭腰、夾臀，就可以朝細腰翹臀的美人之路邁進，而且對健康也有很多好處呢！當然，不只是等車，你也可以在等人或排隊時施展這兩項塑身絕活，一點都不浪費時間，這下子，想減肥的人就再也沒有「沒時間運動」這個藉口了吧！

細腰操

雕塑腰部曲線

強化脊椎

■次　　數■

左右各**10**次

■想　　像■

旋轉時，想像自己像顆螺絲釘，靠腰部的力量向上、向後旋轉。

動　作

1. 預備姿勢：站姿，雙腳與肩同寬，雙手插腰。[圖 **1**]

2. 吸氣，身體上提，吐氣時腰部向左扭轉，感受到腰部兩側向上、向後旋轉的力量。[圖 **2**]

3. 吸氣，回復預備姿勢；再吐氣換邊，重複以上動作。

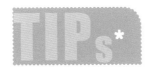

· 骨盆需固定，不可跟著旋轉。

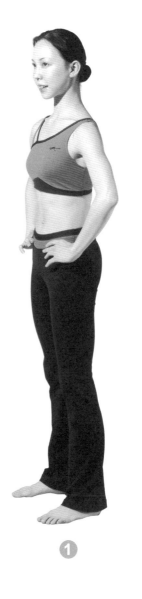

1

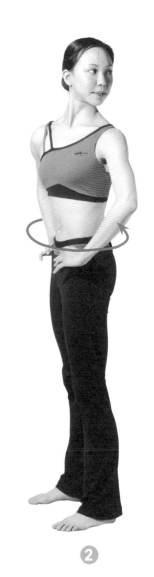

2

翹臀瘦腿操

動作 A

1. 預備姿勢：站姿，感覺有股力量從腳底延伸到頭頂。

2. 吸氣，左腳向後踩一步（必須踩在階梯邊沿，例如車道與人行道邊沿）；然後吐氣，同時讓右腳跟向下伸展，維持 30-50 秒。[圖 ❶]

3. 回復預備姿勢。換腳，重複以上動作。

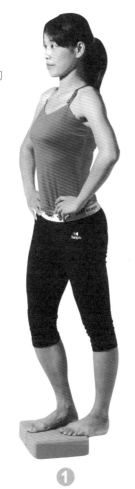

❶

TIPs*

· 身體中心線的上下延伸非常重要。
· 夾臀時，不可凸起肚子，肚臍須內收，肩膀也始終維持下壓放鬆。

動作 B

1. 預備姿勢：站姿，雙腳伸直呈 V 字型（腳尖朝外、腳跟碰腳跟），注意腳尖不需分得很開，以舒適為主。[圖 ❷]

2. 肩膀下沉放鬆，長吸氣同時膝蓋彎微蹲，保持身體向上延伸，然後吐氣，觀注丹田往上，站直，來回 30 次。[圖 ❸]

3. 放鬆臀部，再重複以上動作。

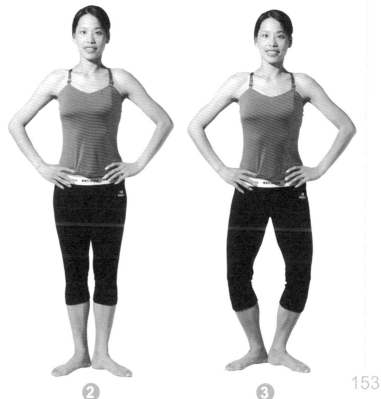

❷   ❸

■ 功 效 ■

促進骨盆底肌肉收縮

改善漏尿現象以及訓練核心肌群

雕塑大腿內側與臀部

緩小腿肌肉，改善蘿蔔腿

■ 想 像 ■

想像身體中心從腳底到頭頂，有一條繩子上下拉直。

153

開車活力操

　　長時間開車，你累了嗎？特別是遇到亂七八糟大塞車，心情不壞也難吧！其實，與其一邊開車一邊打瞌睡，或是一邊開車一邊抱怨，還不如利用零碎時間，在駕駛座上伸展一下肩頸四肢，這樣一來可以消除開車的酸痛疲勞，二來可以紓解煩躁的心情，讓你無論是長途開車，還是遇到長時間堵車，都可以心平氣和、活力不減。

■ 功　　效 ■

消除疲勞

避免肩頸僵硬

活絡骨盆

舒緩下背壓力

■ 次　　數 ■

各 2 次。

背部活絡伸展操

動　作

1. 吸氣，雙手扶著方向盤上側，微微向下推；肩膀下壓，展開胸口，使上半身呈圓弧線向上、向後仰延伸。[圖 ❶ / ❷]

2. 吐氣，雙手扶著方向盤下側，微微向上推；將背部拱起伸展整個背部脊椎，使上半身向內捲起。[圖 ❸]

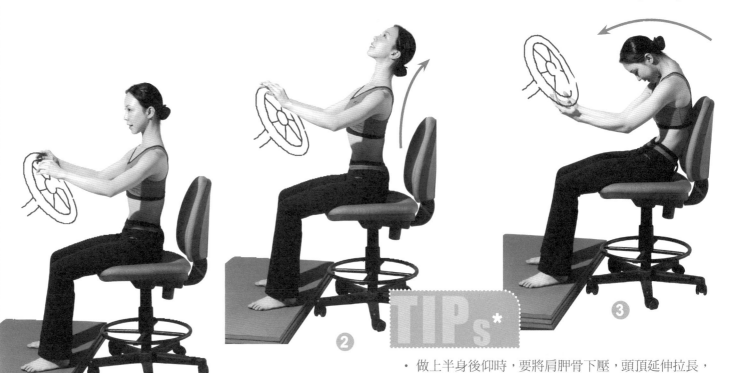

❶　❷　❸

TIPs*

· 做上半身後仰時，要將肩胛骨下壓，頭頂延伸拉長，別折到頸部。

骨盆運動

動 作

1. 吸氣，骨盆往前傾，胸口往前推。[圖 ❶]

2. 吐氣，肚臍內縮，骨盆往後傾，腰椎向後形成圓背。[圖 ❷]

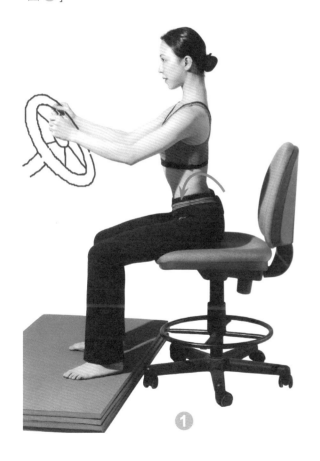

❶

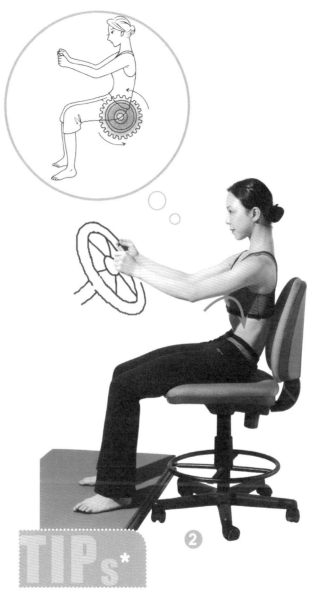

❷

· 骨盆、腰椎在移時，感覺是一節一節去帶。

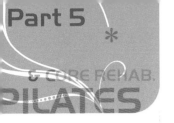

車上瘦腹提臀操

你一定想不到坐車都可以塑身！現在，無論是搭公車還是捷運，別急著搶位子，因為站著更能幫助修飾好身材哦！每天來回通勤半個鐘頭到一個鐘頭，就等於做了這麼久的塑身操，長期下來效果當然驚人。而且，這種訓練沒有你想像得吃力，因為正確的站姿不會為脊椎增加負擔，又能強化核心肌群的力量。如果通勤時再結合前面介紹的走路方法，瘦身效果會更棒！

基本動作：

站姿，雙腳平行與肩同寬。收小腹，臀部夾緊，力量向身體中心集中，有向上拉長延伸的感覺。核心腹部內收靠近脊椎，保持平衡、穩定。[圖 ❶]

進階動作：

站姿，雙腳併攏，腳尖朝外 45 度。收小腹，大腿內側更向中心集中，臀部夾緊，感覺身體像一條被拉長的繩子，向中央集中向上拉長。（此動作需有更好的核心穩定力量）[圖 ❷]

TIPs*

· 採自然呼吸即可。
· 手要輕扶把手，以免跌倒。手扶把手力量愈輕，核心運動強度愈高。

■ 功 效 ■

強化核心穩定

訓練骨盆底肌群

提臀

■ 次 數 ■

每邊10次。

■ 想 像 ■

提肛縮腹，感覺有力量一直向中央上方延伸，好像全身有如一只屹立不搖的高大竹竿。

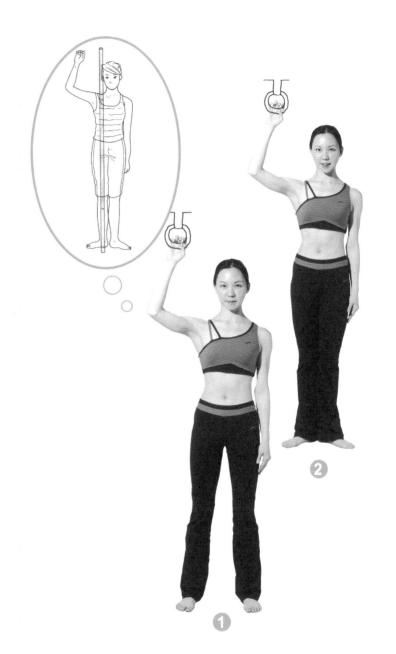

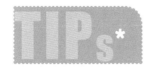

開會防無聊操

又要開會了，你是不是覺得好無聊？每次開會都這樣花時間，一點效率也沒有，聽同事、主管啦哩啦雜講一大堆話，讓人忍不住好想打瞌睡，有什麼方式可以防止自己呵欠連連呢？來，利用開會時間，偷偷「在檯面下」運動背部與下肢吧！不但可以提振精神又鍛鍊身體，而且誰都不會注意到。這麼有效利用時間的運動法，夠厲害吧！

[動 作]

1. 預備姿勢：正坐於椅子上，收小腹，挺直下背。[圖 ❶]
   吸氣，將左膝往上提，背部持續向上拉長的感覺。
   [圖 ❷]

3. 吐氣，左腳腳尖勾起並將腿伸直，用腳跟向前推；此時
   背部不可垮掉，腹部保持收縮。[圖 ❸]

4. 吸氣，將膝蓋彎回；然後吐氣，腳著地。

5. 換腳，重複以上動作。

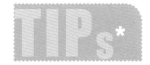

- 下背盡量挺直，肩膀勿聳起。
- 腳的動作要流暢且受控制，不需太快，配合呼吸做完整個動作。

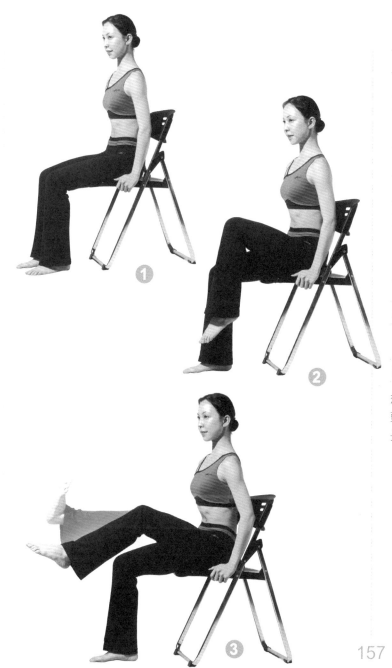

■ 功　　效 ■

預防下背酸痛

雕塑腿部曲線

強化大腿前側股四頭肌

穩定膝關節預防膝蓋傷害

■ 次　　數 ■

左右各 ❿ 次。

■ 想　　像 ■

想像有兩種力量，從頭頂與腳跟放射拉長。

157

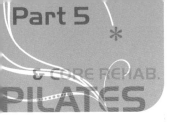

辦公桌健身操

　　每到下午吃過飯後，你是不是整個人就昏昏欲睡，喝再多咖啡也沒用？還有，彎腰駝背打電腦一久，是不是讓你的肩膀和背都硬得不得了，脖子也好酸好酸呢？其實，工作一段時間後，一定要活動活動四肢筋骨，如果不好意思站起來做伸展操，以下幾種簡易的體操讓你坐著也能運動，而且很快就可以為你消除身體各種討厭的酸痛、注入滿滿的活力哦！

上班族元氣操

（ 動　作 ）

1. 預備姿勢：將椅子向後滑，至雙手可完全伸直。[圖 ❶]

2. 吸氣，吐氣時肩膀向下輕壓。[圖 ❷]

3. 吸氣，吐氣時右手交叉置於左手上，身體向右旋轉，使臉部朝上。[圖 ❸]

4. 換邊，重複以上動作。

■ 功　　效 ■

消除肩膀酸痛

提神醒腦

■ 次　　數 ■

左右各 ❺ 次。

■ 想　　像 ■

想像自己像個麻花辮一樣扭轉延伸。

TIPs*

・臀部不能離開坐椅。

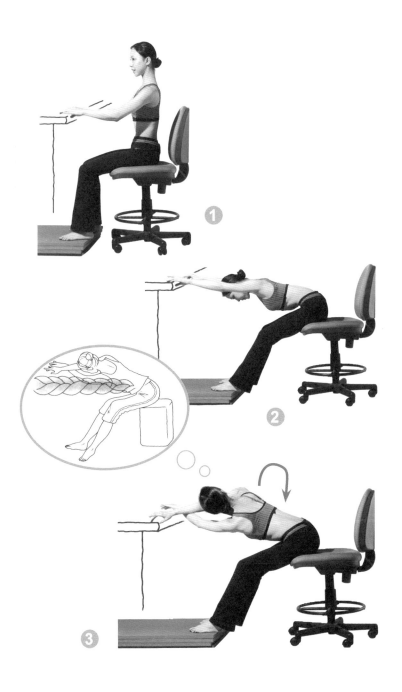
❶
❷
❸

划船操

動　作

1. 預備姿勢：坐在椅上，雙手伸直置於身體兩側，並使身體向上延伸。

2. 雙手划至前方時吸氣，身體維持向上延伸 [圖 ❶]；雙手收回時吐氣，並將手肘向後延伸 [圖 ❷]，肩膀下壓，勿聳肩。

TIPs*

・ 手不要太用力，肩膀也是舒緩的重點。手肘向後延伸，對消除蝴蝶袖很有幫助。

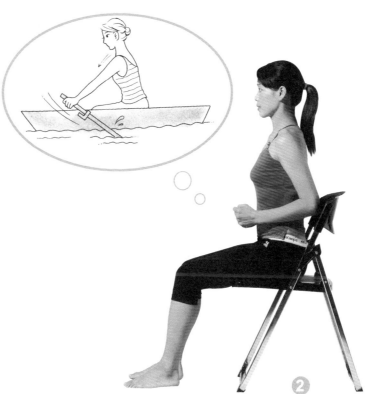

■ 功　　效 ■

增加身體活動量

紓解肩背緊繃

提神醒腦

■ 次　　數 ■

❺～❻次。

■ 想　　像 ■

想像自己如划船一般帶動手與肩。

❶　　　　　❷

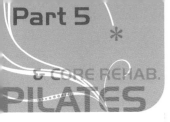
身體笑臉操

動 作

1. 預備姿勢：身體坐直，雙手手肘抬起放在額頭、嘴巴前與胸前。[圖 ❶ / ❷ / ❸]

2. 吸氣，吐氣時將雙手的手肘打開，並讓額頭、嘴巴與胸排在同一個平面上，身體保持延伸。

3. 胸前笑臉操，主要是由吸入大量空氣到肺部，使胸腔鼓起，胸前如同展開笑臉一樣的心胸開闊。[圖 ❸]另外

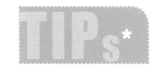

· 笑臉操要天天做，可變漂亮又可舒壓。

可以練習，額頭、嘴巴、胸前，同時展開三個開心地微笑弧線，三個微笑也適合用在其他動作練習時，來產生身體的延伸。

■ 功　效 ■

紓解身心壓力

溫暖心窩

重新找回活力

■ 次　數 ■

❺~❻次。

■ 想　像 ■

身體三處（額頭、嘴巴與胸）同時展開三個延伸地微笑弧線。

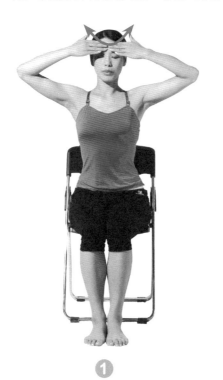

❶

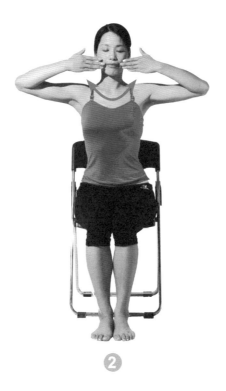

❷

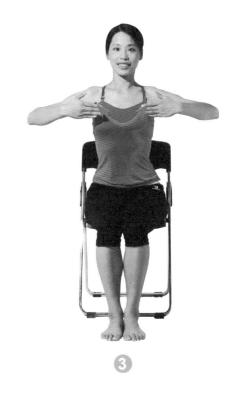

❸

160

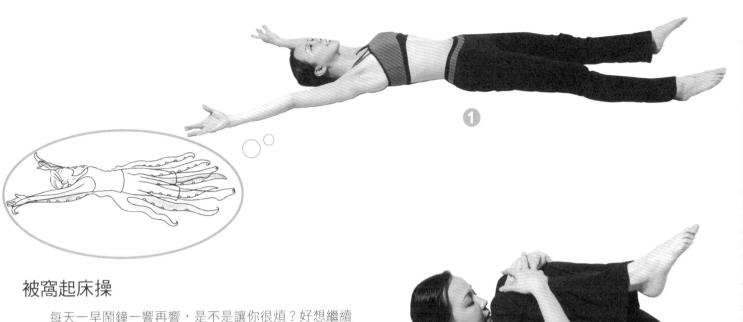

■功　　效■

一早幫助清醒

防止賴床

■次　　數■

5 次。

■想　　像■

想像自己是隻章魚，張牙舞爪地將身體打開到最大，又咻一下縮到最小。

被窩起床操

　　每天一早鬧鐘一響再響，是不是讓你很煩？好想繼續睡大頭覺，可是再不起床就要遲到，這個月上班已經遲到好多次，主管囉哩叭唆一堆，再遲到非被狠 K 不可，不過自己就是爬不起來，這種天人交戰的感覺真痛苦，有沒有可以讓人清醒的方法呢？有！下次你再賴床，不妨試試以下的起床操，這些伸展筋骨的動作，讓你不用準備一堆鬧鐘，頭腦就能早早清醒哦！

雙腳伸展操

動　作

1. 吸氣，將四肢向外伸展到最長，有如伸懶腰一般。[圖 ❶]

2. 吐氣，將身體蜷屈縮到最小。[圖 ❷]

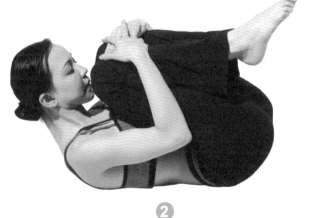

TIPs*

· 不需過快或用力過度。

161

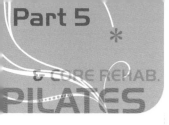

懶人電視操

一回到家就窩到沙發上看電視，幾乎已成為大家的習慣了；而一邊看電視一邊吃零嘴，更是許多人的最愛。可是，這樣長久下來，人可是會變成鬆軟軟的「馬鈴薯族」哦！別再坐著不動當沙發上的「趴趴熊」了！利用看電視的時間做些伸展操，來消耗熱量並雕塑曲線，不是更棒嗎？現在，就開始改變你看電視的習慣，輕輕鬆鬆來做懶人操吧！

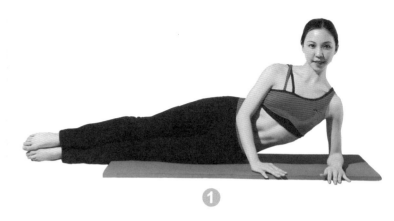

❶

■ 功　　效 ■

保持骨盆中心及穩定

雕塑腰臀腿部曲線

防止脂肪囤積

(動　作)

1. 預備姿勢：側臥，以手肘支撐身體與地面垂直，雙腳伸直，收腹、夾臀。[圖 ❶]

2. 吸氣，上方的單腳平行彎曲。[圖 ❷]

3. 吐氣，勾起腳板向前伸直。[圖 ❸]

4. 吸氣，腳延伸直腿收回。

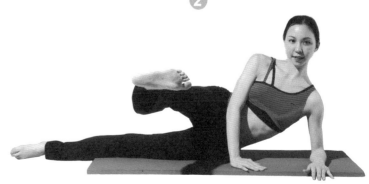

❷

■ 次　　數 ■

左右各做 ❽ 次。

■ 想　　像 ■

想像腳有如雷達一般，每次擺 都將腳越帶越遠。

TIPs*

· 抬腿時，腳的高度不是重點，重要的是腳是否有伸展拉長的感覺。

· 身體要挺直，骨盆與地面需保持垂直，保持骨盤的穩定，手肘撐地時肩膀不要聳起，頭頂要有向上拉長的感覺。

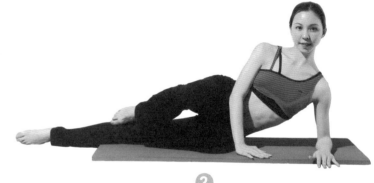

❸

睡前安眠操

壓力好大、心煩的事好多，一點都睡不著怎麼辦？羊數了一大堆，周公卻始終沒來報到，真是讓人焦慮不安，有沒有可以幫助好睡的方法呢？別擔心，只要在睡前做一些伸展動作，配合彼拉提斯的專注、呼吸等原則，就可以達到放鬆身心、幫助入眠的效果。而且，如果能在做動作同時，播放一些舒緩的音樂如海浪聲，安眠效果會更好哦！

鬆肩活背操

(動 作)

1. 預備姿勢：以身體最舒適的姿勢側臥，身體下方的手置於頭頂。[圖 ❶]

2. 以位於身體上方的手指尖，順著地板繞最大的圓。手向上時吸氣，手向下時吐氣。[圖 ❷ / ❸]

3. 換邊，重複以上動作。

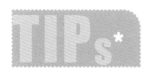

· 全神貫注在自己的身體，但要放輕鬆，感覺較緊繃的地方甚至可稍停一下再伸展。
· 順著身體的最大可域（身體關節的最大活動範圍），放鬆延伸不要勉強。

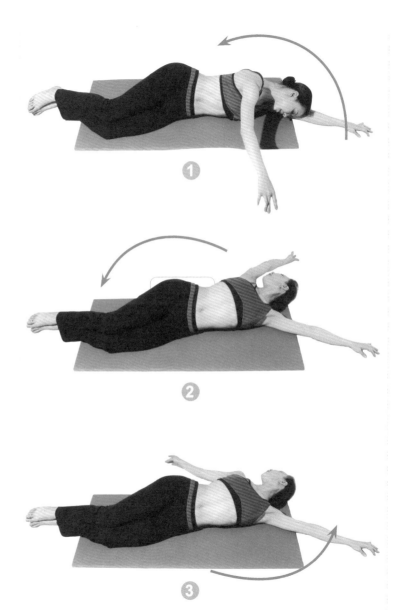

❶

❷

❸

163

國家圖書館出版品預行編目資料

彼拉提斯與核心復健運動【暢銷珍藏版】/ 邱俊傑，
PILATES 核心復健團隊著 . -- 五版 . -- 臺北市：原水文
化出版：
英屬蓋曼群島商家庭傳媒股份有限公司城邦分公司發
行, 2021.11
　　面；　公分 . --（舒活家系列；HD2005A）
ISBN 978-626-95175-7-2（平裝）

1. 復健醫學　　2. 運動健康

418.92　　　　　　　　　　　　　　110017123

舒活家系列 HD2005A

彼拉提斯與核心復健運動【暢銷珍藏版】

作　　者／邱俊傑 & 萬芳醫學中心 PILATES 核心復健團隊
選 書 人／林小鈴
主　　編／陳玉春
文字整理／舒玉萍
行銷經理／王維君
業務經理／羅越華

總 編 輯／林小鈴
發 行 人／何飛鵬
出　　版／原水文化
　　　　　台北市民生東路二段 141 號 8 樓
　　　　　電話：02-2500-7008　傳真：02-2502-7676
　　　　　網址：http://citeh2o.pixnet.net/blog E-mail：H2O@cite.com.tw
發　　行／英屬蓋曼群島商家庭傳媒股份有限公司城邦分公司
　　　　　台北市中山區民生東路二段 141 號 2 樓
　　　　　書虫客服服務專線：02-25007718；02-25007719
　　　　　24 小時傳真專線：02-25001990；25001991
　　　　　服務時間：週一至週五 9:30 ～ 12:00；13:30 ～ 17:00
　　　　　讀者服務信箱 E-mail：service@readingclub.com.tw
　　　　　劃撥帳號／19863813；戶名：書虫股份有限公司
香港發行／香港灣仔駱克道 193 號東超商業中心 1 樓
　　　　　電話：852-25086231　傳真：852-25789337
　　　　　電郵：hkcite@biznetvigator.com
馬新發行／城邦（馬新）出版集團
　　　　　41, Jalan Radin Anum, Bandar Baru Sri Petaling,
　　　　　57000 Kuala Lumpur, Malaysia.
　　　　　電話：603-905-78822　傳真：603- 905-76622
　　　　　電郵：cite@cite.com.my

內頁設計／達希亞視覺顧問有限公司
內頁繪圖／許仲綺‧達希亞視覺顧問有限公司
封面設計／Jarnie
製版印刷／科億資訊科技有限公司
初　　版／2004 年 8 月
初版 11 刷／2007 年 1 月
二版一刷／2009 年 4 月 21 日
三版一刷／2012 年 11 月 15 日
四版一刷／2017 年 10 月 5 日
五版一刷／2021 年 11 月 16 日
定　　價／500 元

ISBN：978-626-95175-7-2(平裝)
ISBN：9786269529209 (EPUB)

城邦讀書花園
www.cite.com.tw

最專業、完整、國際化的Pilates團隊
康伯拉思國際體研

康伯拉思發起自一顆關懷人們健康的心,
網羅國內來自復健、舞蹈、體適能背景的
Pilates指導菁英, 有最完善的器材設備, 用
心打造的一個舒適、專業的運動環境, 為您
提供最貼心的服務。

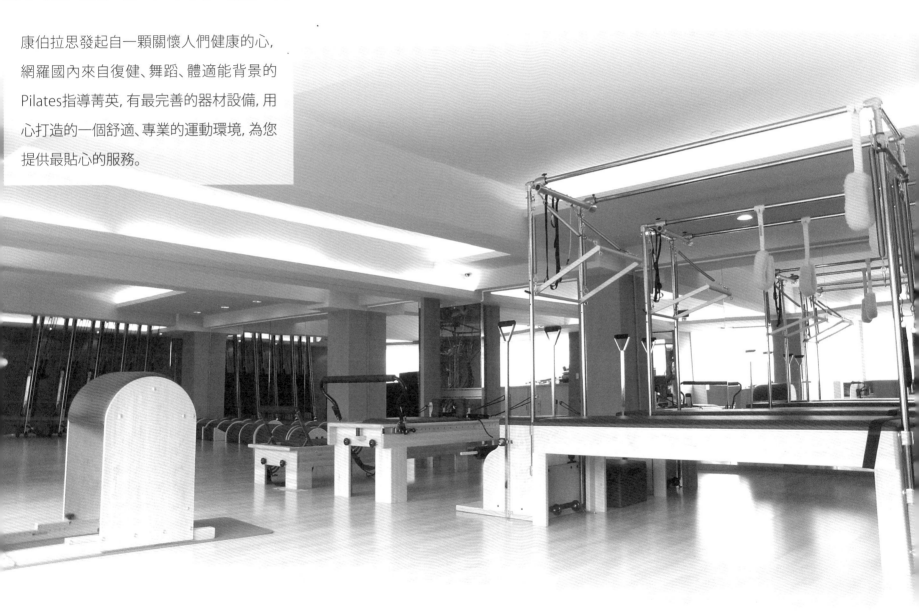

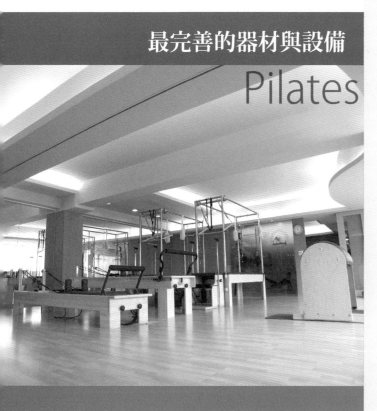
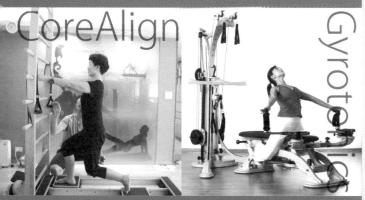
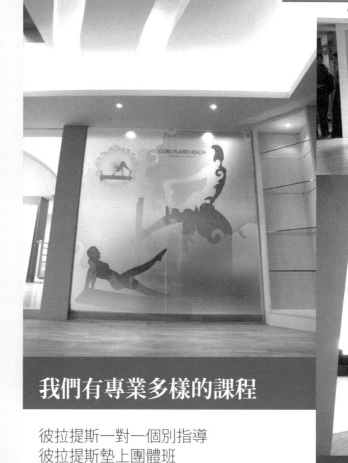
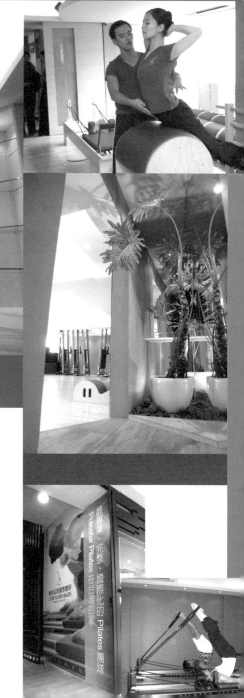